O MELHOR REMÉDIO
É VOCÊ!

Frédéric Saldmann

O MELHOR REMÉDIO É VOCÊ!

Tradução
ROSEMARY COSTHEK ABÍLIO

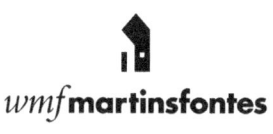

SÃO PAULO 2020

Esta obra foi publicada originalmente em francês com o título
LE MEILLEUR MÉDICAMENT, C'EST VOUS! por Albin Michel.
Copyright © 2013, Éditions Albin Michel.

Todos os direitos reservados. Este livro não pode ser reproduzido, no todo ou em parte, armazenado em sistemas eletrônicos recuperáveis nem transmitido por nenhuma forma ou meio eletrônico, mecânico ou outros, sem a prévia autorização por escrito do editor.

Copyright © 2015, Editora WMF Martins Fontes Ltda.,
São Paulo, para a presente edição.

1ª edição 2015
2ª tiragem 2020

Tradução
Rosemary Costhek Abílio
Acompanhamento editorial
Maria Fernanda Alvares
Revisões
Ana Tereza Clemente
Daniela Lima
Ana Maria de Oliveira Mendes Barbosa
Produção gráfica
Geraldo Alves
Paginação
Studio 3 Desenvolvimento Editorial

Dados Internacionais de Catalogação na Publicação (CIP)
(Câmara Brasileira do Livro, SP, Brasil)

Saldmann, Frédéric
O melhor remédio é você! / Frédéric Saldmann ; tradução Rosemary Costhek Abílio. – São Paulo : Editora WMF Martins Fontes, 2015.

Título original: Le meilleur médicament, c'est vous!
ISBN 978-85-7827-952-3

1. Autoajuda – Técnicas 2. Conduta de vida 3. Doenças – Prevenção 4. Estilo de vida 5. Medicina preventiva 6. Saúde – Promoção I. Título.

15-03186   CDD-613

Índices para catálogo sistemático:
1. Doenças : Prevenção : Promoção da saúde :
Ciências médicas 613
2. Saúde : Promoção : Ciências médicas 613

Todos os direitos desta edição reservados à
Editora WMF Martins Fontes Ltda.
Rua Prof. Laerte Ramos de Carvalho, 133 01325-030 São Paulo SP Brasil
Tel. (11) 3293.8150 e-mail: info@wmfmartinsfontes.com.br
http://www.wmfmartinsfontes.com.br

ÍNDICE

Prefácio IX

1. Curar-se do excesso de peso 1
2. Dinamizar o organismo 15
3. Melhorar o sono 31
4. Livrar-se dos aborrecimentos diários: problemas digestórios e intestinais, alergias e outros 43
5. Combater as doenças infecciosas e proteger os filhos .. 55
6. Conhecer os gestos que salvam e que tratam 73
7. Alcançar a plenitude sexual 89
8. Eliminar o estresse e os estados depressivos 107
9. Treinar o cérebro 129
10. Magnetismo, clarividência, curas misteriosas... 149

Epílogo 179
Bibliografia 197
Agradecimentos 221

Para Marine

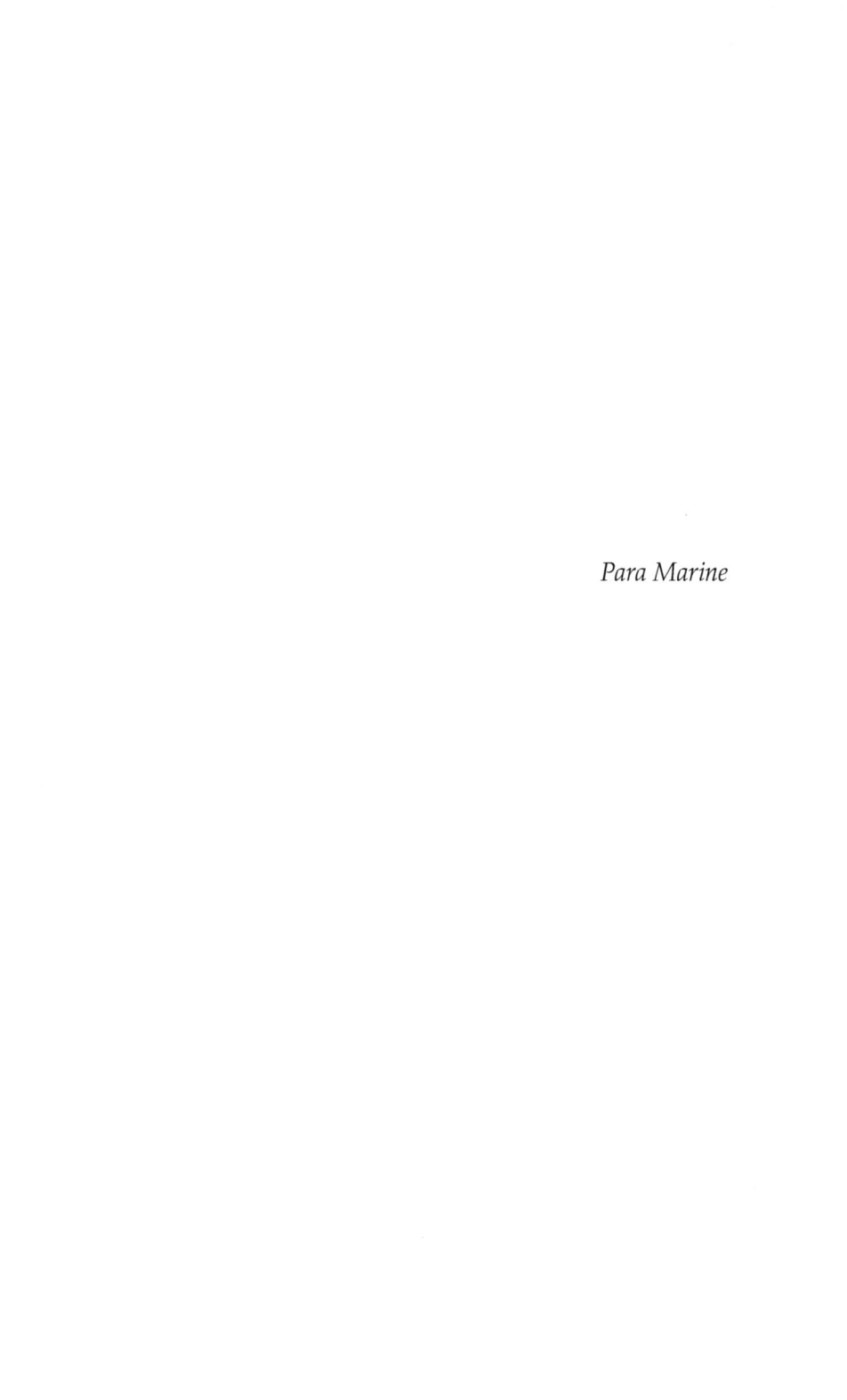

PREFÁCIO

"Uma maçã toda manhã afasta o médico.
Sim, mas desde que a pontaria seja boa."

Winston Churchill

Como médico, meu papel, na opinião geral, está claramente definido: escuto, examino, faço diagnósticos e prescrevo. Essa é a própria essência de meu trabalho. Entretanto, tenho a impressão de nem sempre corresponder à demanda profunda dos pacientes. De fato, fico surpreso com o número dos que me consultam regularmente, seja para renovar uma receita, seja por uma nova patologia parecida com a anterior. Já há muito tempo eu deveria ter me habituado a rever sempre as mesmas pessoas em minha sala de espera. Com o passar dos anos, meus pacientes e eu acabamos nos conhecendo bem e formamos uma espécie de "casal de três": o médico, o paciente e a doença. Trocamos notícias, nos inquietamos, nos tranquilizamos e decidimos nos rever. Cada qual está instalado em sua rotina. Vai tudo bem. Na verdade, não tão bem... Pois é possível fazer muito melhor, e com um método simples. O cérebro e o corpo humano dispõem de poderes muito fortes, que praticamente nunca são utilizados. Basta ativá-los para tratar eficazmente um número considerável de sintomas e doenças. O resultado é duplo: corrigindo a causa e não o efeito, as recidivas diminuem e constrói-se uma verdadeira barragem contra as doenças. Possuímos no fundo de nós mesmos nossos próprios remédios para nos tratarmos, mas não os utilizamos. Somos nossa própria medicina, mas não sabemos disso.

Minha intenção ao redigir este livro foi dar a você a receita que eu nunca ousaria escrever numa consulta e confiar-lhe o método para ter uma saúde melhor e sarar por conta própria. Vejamos um exemplo muito simples. Os tratamentos para o colesterol, o diabetes tipo 2 ou a hipertensão arterial são seguidos por milhões de pacientes. Essas pessoas tomam todos os dias comprimidos que presumivelmente as protegem contra as doenças cardiovasculares. Entretanto, as estatísticas mostram claramente que essas pílulas não são talismãs: diminuem um pouco os riscos, às vezes à custa de efeitos secundários desagradáveis, mas não tratam as causas. Modificando alguns parâmetros, muitas vezes é possível resolver o problema sem passar por um tratamento. Isso porque 30% menos calorias são mais 20% de vida! Reduzir o peso, melhorar a alimentação, praticar uma atividade física regular podem mudar tudo. Um número é suficiente para mostrar a que ponto tudo isso é fundamental: 30 minutos de exercício físico diário reduzem em 40% os riscos de câncer, de Alzheimer e de doenças cardiovasculares.

Mas isso não é tudo. Por conta própria, uma pessoa pode proteger-se e sarar de numerosas doenças utilizando métodos naturais. O organismo humano é uma máquina de precisão que, para funcionar sem ratear, necessita de um equilíbrio perfeito. A nutrição é um dos pontos importantes. Imagine colocar diesel no seu carro a gasolina e terá a ilustração dos estragos que uma alimentação excessivamente abundante ou desequilibrada pode causar. Há outro assunto que abordarei neste livro, com risco de um dia me ver desempregado. Quero falar de todas essas doenças que saram muito bem sozinhas, sem participação de médico e para as quais os medicamentos são inúteis e mesmo perigosos; é o caso das anginas virais ou da gripe. Um tratamento, se for prescrito, pode dar a impressão de que contribuiu para a cura, quando na verdade não é nada disso. Sem ele o resultado teria sido o mesmo.

Ao longo de toda nossa vida, o corpo está constantemente se renovando. A cada segundo, 20 milhões de células dividem-se para substituir as que estão fora de uso. O objetivo é fabricar novas células idênticas para substituir as células mortas. Os erros de cópia durante essas divisões dão origem a cânceres. Portanto, é essencial que o organismo funcione num meio propício para diminuir ao máximo o número de erros durante a cópia – erros que tendem a aumentar com a idade, porque o sistema imunitário não é mais tão competente para fazer a limpeza. Podemos tomar como exemplo o fumo, que aumenta os riscos de mutação celular nos pulmões, na garganta, na bexiga. O estresse, a insônia, a falta de exercício também impedem uma boa reparação celular.

Conforme você já deve ter compreendido, é essencial adotar um procedimento de prevenção primária com relação a numerosos distúrbios, para corrigir suas causas e não seus efeitos. Falando claramente, com relação à sua saúde, não comportar-se como um assistido e sim como um empreendedor ativo. Neste livro vou lhe dar as chaves para você tomar nas mãos sua saúde e consolidar todas as áreas que a compõem: alimentação, peso, alergias, sono, função intestinal, sexualidade, estresse, envelhecimento etc. Se tivesse de comparar minha obra com um objeto, escolheria o canivete suíço: ele é multiuso e permite enfrentar de modo imediato e prático todas as situações. Como atravessar as doenças, como se proteger melhor com meios ao seu alcance: esse é meu propósito para auxiliá-lo a viver por muito tempo com boa saúde.

CAPÍTULO 1
•
CURAR-SE DO EXCESSO DE PESO

"Há algo ainda mais difícil do que sujeitar-se a um regime: não impô-lo aos outros."

Marcel Proust

Os números são alarmantes: na França, uma em cada três pessoas estaria com sobrepeso. Segundo a Organização Mundial da Saúde (OMS), o sobrepeso e a obesidade afetam 1,4 bilhão de indivíduos no mundo – ou seja, uma em cada cinco pessoas. Além do problema de saúde pública que representa, o excesso de peso constitui também um grande risco para a saúde. É a porta de entrada não só para os pequenos males da vida diária, como a dor nas costas ou nos joelhos, mas também para doenças graves, como câncer, doenças cardiovasculares, diabetes. Ao contrário de uma dor de dente, que causa sofrimento imediato, o excesso de peso vai destruindo o corpo progressivamente, sem fazer alarde. É a imagem do *bon vivant* que não se priva de nada, mas cuja vida um dia termina brutalmente, cedo demais, mal demais. O enorme sucesso dos regimes – dos mais sérios aos mais estapafúrdios – prova que somos muitos querendo perder peso. Entretanto, não adianta tapar os olhos: a maioria das pessoas que seguiram um regime recupera em dois anos todo o peso que perdeu, às vezes até mais. Como nutricionista, posso garantir-lhe o seguinte: o melhor a fazer para emagrecer é controlar a alimentação sem perder o prazer de comer.

> **O índice de massa corporal – IMC**
>
> Para você saber se está com excesso de peso, basta calcular seu IMC (BMI, *body mass index* em inglês). Para isso, tome seu peso em quilos e divida-o por sua altura ao quadrado (a altura multiplicada por ela mesma). Se o resultado ficar entre 18 e 25, sua corpulência é normal. Acima de 25, considera-se que há uma sobrecarga ponderal; a partir de 30, fala-se de obesidade. Esse índice é internacionalmente aceito como um critério confiável e evita que pessoas com excesso de peso se justifiquem alegando que têm ossos largos e um esqueleto pesado...

- TIRA-FOMES QUE ASSOCIAM PRAZER E EFICÁCIA

Não há segredo: para perder peso é preciso comer menos. Portanto, a dificuldade está em diminuir o apetite. Existem duas soluções. A primeira é aceitar sentir fome e aguentar firme nos primeiros dias, sabendo que esse fenômeno vai se atenuar. Mas isso exige uma enorme força de vontade para resistir a todas as tentações que estão ao alcance da mão. A segunda é adotar reflexos para aguentar melhor e ir aos poucos se habituando a aportes calóricos diários mais baixos. Dou-lhe a seguir algumas ideias "tira-fome"; você logo verá que são eficazes.

As virtudes do chocolate amargo 100% puro

Se você é sujeito a compulsões alimentares que não consegue controlar, faça um pequeno teste muito simples. No momento em que for atirar-se sobre produtos gordurosos, doces, salgados e ganhar um quilo em cinco minutos, mordisque dois a quatro quadradinhos de chocolate amargo 100% puro e logo em seguida se permitirá entregar os pontos. Vai constatar que o resultado é imediato. A ingestão de chocolate amargo suprime radicalmente a compulsão alimentar, sem frustração e sem sofrimento.

Estudos recentes comprovam esse mecanismo, que é de ordem fisiológica e não psicológica, como se poderia pensar num primeiro momento. Pesquisadores holandeses propuseram a voluntários que cheirassem e engolissem 30 gramas de chocolate amargo. Observaram uma queda significativa do apetite depois dessa ingestão; mas, principalmente, dosaram no sangue certos fatores hormonais, como a grelina. A grelina é um hormônio já conhecido por seu papel na ativação do apetite. Sua taxa aumenta quando sentimos fome antes de uma refeição e diminui depois. Os pesquisadores observaram que a ingestão de 30 gramas de chocolate amargo baixava muito a grelina e simultaneamente eliminava o apetite.

Mas os efeitos positivos do chocolate amargo não param aí. Um estudo recente, publicado nos Estados Unidos pela professora Béatrice Golomb (Golomb *et al.*, 2012), mostrou que, contrariando as expectativas, os consumidores regulares de chocolate amargo eram mais esbeltos do que os que não o consumiam. O paradoxo todo está aí: apesar das suas 540 calorias em cada 100 gramas, o chocolate amargo 100% puro faria emagrecer independentemente de seu efeito tira-fome: os pesquisadores constataram que o IMC dos que o consumiam era mais baixo que o dos não consumidores. O experimento abrangeu mil homens e mulheres com idade média de 57 anos. Notou-se que o efeito ótimo era definido por uma ingestão diária moderada, da ordem de 30 gramas, e não por uma grande quantidade semanal ou mensal. Até agora, os pesquisadores apenas constataram o fenômeno, sem compreenderem exatamente o mecanismo fisiológico em jogo. Entretanto, é possível que o chocolate atue reduzindo o estresse, o que contribui para diminuir as compulsões alimentares. Além disso, o chocolate é conhecido por seu alto teor de polifenóis, moléculas orgânicas com propriedades antioxidantes. Aliás, um estudo alemão constatou que o consumo regular de dois quadradinhos de chocolate amargo por dia baixava a pressão arterial: o primeiro número (pressão sistólica) podia baixar até três pontos e o segundo (pressão diastólica), até dois pontos. Assim, o chocolate aumentaria a flexibilidade das artérias, com efeito sobre a fluidez do sangue.

Talvez tenhamos assim mais uma explicação para o famoso *french paradox*, segundo o qual os franceses têm duas vezes menos infarto do miocárdio que os americanos. Isso estaria ligado não só ao copo de vinho tinto tomado em cada refeição, mas também ao chocolate amargo. De fato, os franceses são seus maiores consumidores mundiais – seis vezes mais que os outros países.

É muito fácil encontrar chocolate nos supermercados, mas atenção: você não deverá fazer concessões. Eu disse chocolate 100%, e não 85% ou 90%, pois o resultado não seria o mesmo. Você pode guardar essas preciosas barras no escritório, em casa, na mochila ou na bolsa. Assim que uma compulsão se manifestar, mordisque alguns quadradinhos... com moderação.

Os misteriosos poderes do açafrão

O açafrão é um tempero originalmente extraído de uma planta, a *Crocus sativus*. Já desde muito tempo existem lendas em torno de seu poder natural de cortar a fome. Mas por trás das lendas às vezes se escondem realidades. Foi o que uma equipe científica francesa demonstrou recentemente. Parece que o açafrão tem um efeito anti-*snacking* e aumenta significativamente a saciedade. *Snacking* é o ato de petiscar; corresponde a comportamentos descontrolados diante dos alimentos, predispondo ao excesso de peso e à obesidade. O estudo, que durou dois meses, abrangeu 60 mulheres, divididas em dois grupos: um grupo ingeria uma suplementação de açafrão e o outro, um placebo. A quantidade diária de açafrão contida na cápsula era 176,5 miligramas. Os resultados demonstraram que a sensação de saciedade contribuía para reduzir os fatores de ganho de peso. Você pode utilizar o açafrão para incrementar praticamente todos seus pratos diários: massas, arroz, legumes, carnes, peixes. Ele não desnatura de modo algum o sabor dos alimentos; ao contrário, acentua-o. Além disso, dá uma bela cor aos pratos.

Hidratar-se bem

Recomendo-lhe também, contrariando certas ideias correntes, que durante as refeições beba grande quantidade de água. Isso porque hidratar-se bem é essencial para evitar os acessos de fadiga, e é justamente durante as refeições que pensamos naturalmente em beber. A água pode agir como um regulador do apetite. Lembre sempre de beber dois grandes copos de água antes de participar de um *happy hour*, por exemplo. Isso evitará que você mate a sede com as bebidas alcoólicas e se atire sobre os salgadinhos. Da mesma forma, começar uma refeição tomando um grande copo de água controla melhor o apetite. Aliás, todos os manuais de etiqueta recomendam encher os copos para água antes de os convidados sentarem à mesa.

O relógio: um "policial" natural

Existem vários modos para parar de comer. Ou você sente o estômago prestes a estourar sob a pressão dos alimentos ingeridos – o que, convenhamos, não é muito agradável – ou então acontece uma sensação de origem diferente. Se você adquirir o hábito de fazer uma pausa de cinco minutos na metade de um prato, antes de repeti-lo ou entre um prato e outro, uma sensação de saciedade vai se estabelecer naturalmente. Esses cinco minutos preciosos permitem que o centro da saciedade, situado no cérebro, seja estimulado e entre em ação. Se você fizer essas paradas durante um mês, constatará que seu centro da saciedade, que estava adormecido, está reeducado e funciona esplendidamente, cumprindo seu papel de regulador do apetite. Sem saber disso, muitos chefes de restaurante utilizam esse "truque". Com o pretexto de sobremesas de preparo demorado ou que podem não constar do cardápio, eles anotam os pedidos de sobremesa já no início da refeição. E têm razão, pois todos já tivemos esta experiência: quando uma sobremesa demora demais no final da refeição, não estamos mais com fome e de bom grado a teríamos cancelado.

Clara de ovo: a campeã dos anticompulsão

As proteínas, que podem ser de origem animal ou vegetal, são componentes essenciais das células de nosso organismo. São elas que fornecem ao corpo o nitrogênio sem o qual ele não poderia funcionar. Isso mostra a importância capital dessas moléculas em nosso organismo. As proteínas estão presentes na alimentação diária: carnes, peixes, ovos, laticínios, alimentos feculentos, cereais etc. Têm duas vantagens: seu teor calórico é baixo e são muito nutritivas; daí seu sucesso na elaboração de alguns regimes.

A estrela dos tira-fomes de origem proteica é sem nenhuma dúvida a clara de ovo. Com apenas 44 calorias por 100 gramas, ela provoca uma saciedade excelente. Não contém gordura, é zero de colesterol e pode ser consumida de várias formas: claras de ovos cozidos (sem as gemas), omeletes brancas, claras mexidas com ervas frescas e tomates. Causa uma sensação de saciedade que dura várias horas, constituindo uma muralha contra o *snacking* e as compulsões alimentares desestabilizadoras. Comer duas claras de ovos cozidos antes da hora dos aperitivos evitará que você ataque as *chips* e os amendoins, dos quais um único punhado representa um verdadeiro dilúvio calórico. As últimas pesquisas científicas mostraram que, para um mesmo aporte calórico, depois de uma refeição rica em proteínas nos sentimos saciados durante um período mais longo do que depois de uma refeição rica em glicídios ou em lipídios. A ingestão de proteínas provoca a emissão de uma mensagem tira-fome nos centros reguladores do apetite.

Alimentos ricos em proteínas

- Carnes vermelhas e brancas
- Ovos
- Peixes
- Frutas e legumes secos (amêndoas, nozes, lentilhas, feijões-brancos)
- Laticínios (iogurtes, queijos)

- Os mistérios da pimenta

Pimenta fresca ou em conserva

Você algum dia pode ter sido vítima da brincadeira que consiste em esconder uma pimenta na comida do outro. O resultado é imediato: uma sede difícil de saciar e principalmente uma fortíssima sensação de calor, com transpiração intensa. Observando esse fenômeno, pesquisadores americanos se perguntaram se não haveria uma relação entre o consumo de pimenta e o peso. Mais claramente, teria ela um efeito queimador de gordura? Esses cientistas, intrigados com o fenômeno, testaram os efeitos da pimenta numa população de voluntários. Partiram da hipótese de que ela poderia estimular o gasto energético e acelerar o metabolismo. O estudo mostrou um aumento da termogênese (temperatura) após as refeições, bem como um aumento da oxidação das gorduras. Outro estudo, feito em Bâton-Rouge, nos Estados Unidos, mediu o efeito calórico da ingestão de uma pimenta: aproximadamente 50 calorias diárias, o que é bem pouco.

Pimenta-do-reino e sal: freio e acelerador

A presença do sal é invisível nos alimentos; entretanto, ele constitui uma ameaça para a saúde, se for consumido em excesso. A maioria dos cientistas faz soar o alarme. Sua ligação com a hipertensão arterial, as doenças cardiovasculares, a frequência do câncer de estômago e a osteoporose já está evidenciada. Mais recentemente, pesquisadores apontaram uma associação potencial com doenças autoimunes, como a esclerose múltipla. Na prática, o sal ataca o organismo em todas as frentes, sejam as artérias ou por alguns cânceres que são seu alvo. É preciso destacar também que ele é um excelente ativador do apetite; é por isso que os antepastos, os amendoins e as amêndoas são salgados. Para as pessoas que desejam regular o peso ele não é um aliado.

Mas como saber se o aporte diário de sal é excessivo? Isso não fica evidente. Ninguém consegue pesar o sal que vai consumir ao longo do dia. Viver com uma calculadora para saber quanto sal contém a fatia de presunto ou o prato pronto não é prático. Somar os aportes durante 24 horas é um quebra-cabeça chinês. A solução é agir com bom senso. Aconselho você a nunca colocar sal na mesa e menos ainda salgar antes de experimentar a comida. Habituar-se a cozinhar sem sal também é uma boa técnica. Faça a experiência: no restaurante, peça um prato sem sal; é também um bom teste para saber se os pratos são preparados a pedido... No começo desse joguinho, você vai achar os alimentos insípidos e sem sabor. Isso dura cerca de 15 dias. O apetite diminui claramente. Progressivamente, seu limiar do sabor salgado vai se modificando no cérebro. Para imaginar o que acontece, é como se você tivesse o hábito de tomar café sem açúcar. Se alguém acrescentar uma colher de açúcar, você não conseguirá mais bebê-lo, vai achá-lo horrível. O quadradinho de chocolate que acompanha não poderá mais ser ao leite e sim o mais amargo possível. Todo o ambiente alimentar apresenta a mesma modificação. Você mudou. Seus gostos não são mais os mesmos. Você não faz mais regime, agora são outros sabores que lhe dão prazer. Com o sal você pode jogar do mesmo modo. Habituando-se a comer com pouco ou nenhum sal, não conseguirá mais suportar um prato salgado demais. Você venceu a partida. Está protegendo suas artérias, seu risco de câncer de estômago diminuiu muito. E a cereja do bolo: ficou muito mais fácil controlar o apetite.

É um fato: espontaneamente consumimos sal em excesso. Portanto, o reflexo correto é acostumar-se a comer o menos salgado possível. Para isso, um bom meio é substituir o sal pela pimenta-do-reino. Ela existe em várias cores: a cinza, que só existe moída, a verde, a preta, a branca; essas cores geralmente correspondem a diferenças de maturidade dos grãos na colheita.

Deixo voluntariamente de lado a pimenta-rosa[1], cujo consumo é preciso limitar, pois apresenta problemas de toxicologia (propriedades irritativas) que podem causar dores de cabeça, distúrbios respiratórios, diarreia, hemorroidas. Se você for realmente um apreciador de pimenta-rosa, deve utilizar apenas alguns grãos num prato, não mais que isso.

É preciso saber que em geral a pimenta-do-reino que está à venda foi previamente submetida a radiação. Isso porque na maioria dos países produtores quase sempre as especiarias secam diretamente no solo e contêm muitos micróbios. É comum haver na pimenta-do-reino um milhão de bactérias por grama, bem como salmonelas. Mas não há motivo para pânico: a radiação esteriliza o produto e você pode consumi-lo tranquilamente. Trata-se de uma técnica que mata as bactérias nos alimentos e não apresenta nenhum risco para a saúde.

A pimenta-do-reino é um aliado emagrecedor de grande interesse, pois tem várias propriedades. Diminui o apetite e facilita a digestão, reduzindo a flatulência. Cada dia são desco-

---

1. Em francês e na gastronomia mundial, *poivre rose*, fruto da aroeira-vermelha (*Schinus terebinthifolius*), conhecida também como aroeira-pimenteira. Seu uso como condimento chegou a ser proibido durante algum tempo pela Food and Drug Administration (FDA) americana, devido a possíveis efeitos tóxicos. (N. da T.)

bertas mais propriedades dessa especiaria. Por exemplo, ela agiria como um queimador de gordura e inibiria a adipogênese (formação de gordura de reserva). Estudos recentes analisaram essas funções surpreendentes. Na Coreia, o professor Kim demonstrou um efeito redutor da obesidade em camundongos. Outros trabalhos mostraram uma baixa do colesterol. Uma equipe canadense estudou em mulheres os efeitos da pimenta vermelha durante refeições especialmente ricas em gorduras e açúcares. Eles constataram que a adição da pimenta aumentava o gasto energético e que mais calorias eram queimadas com uma sensação maior de calor corporal. Os mesmos efeitos foram observados em homens por uma equipe científica japonesa, que constatou esse mesmo aumento do gasto energético.

- Sobremesas que emagrecem

Uma equipe de pesquisadores israelenses acaba de derrubar um tabu: demonstraram que comer uma sobremesa no desjejum pode torná-lo mais eficaz na perda de peso. Observaram que indivíduos com sobrecarga ponderal que tomavam um bom desjejum acompanhado de uma sobremesa obtinham resultados bem melhores ao seguir um regime do que aqueles que não comiam sobremesa. Assim, o grupo privado de sobremesa sofreu duplamente, pois seu regime andou menos bem. As pessoas com sobremesa ficavam menos sujeitas a acessos de fome e não sentiam desejo de produtos doces ao longo do dia. Os cientistas apresentaram a explicação para esse fenômeno: a sobremesa matinal reduz a produção de grelina, o hormônio que provoca a sensação de fome. Assim, quem começar a manhã comendo a "proibição máxima" faz já de saída um X no item "açúcar". Segundo essa equipe de renomados pesquisadores que estudou 193 indivíduos com sobrepeso, a sobremesa matinal regula a sensação de fome durante todo o dia.

Para conservar a linha, evidentemente é melhor abster-se de sobremesa em cada refeição. Isso costuma ser difícil quando todo mundo à mesa se serve ou quando o restaurante onde você está lhe apresenta um cardápio de sonho. Sugiro que em vez da sobremesa peça um chá verde. Assim, não ficará diante de um prato vazio, olhando invejosamente seus vizinhos; mas não só isso. Uma equipe sueca mostrou recentemente que esse recurso aumenta em duas horas o tempo de saciedade depois de encerrada a refeição.

- O prazer de regular o peso

Desconfiar dos pratos light pré-preparados

Sejamos francos: muitas vezes dá tristeza comprar um prato *light* a vácuo ou congelado. Na embalagem, as fotos seduzem e o número de calorias anunciado tranquiliza, mas no momento de comer vem a frustração. O consumidor tem a impressão de estar sendo punido, a minúscula quantidade em seu prato dá dó. "Comer menos para engordar menos" não funciona muito bem. Porções ridículas na hora da refeição provocam impulsos alimentares incontroláveis ao longo do dia. Recentemente, numa escola inglesa, uma menina criou um blog que está fazendo furor. Ela simplesmente fotografou o que lhe serviam na cantina da escola e calculou quantos bocados cada prato representava.

Fiz o teste com vários "pratos magros" à venda. Em média, a refeição é engolida em três ou quatro bocados. E se, além disso, estiver bem preparada e for saborosa, a frustração é ainda maior. Você acaba de consumir exatamente o necessário para desencadear um imenso apetite que será impossível controlar.

Para ativar o fenômeno da saciedade é preciso levar em conta simultaneamente fatores fisiológicos e psicológicos. Psicológicos porque, se você ingerir um grande volume de alimento, a impressão de saciação é maior; fisiológicos porque, se a quantidade marcar presença, os barorreceptores sensíveis à pressão sobre a parede interna do estômago serão estimulados, provocando uma agradável sensação de saciedade. Alguns alimentos têm a capacidade de fazer volume com uma quantidade muito baixa de calorias; por exemplo, os cogumelos (14 calorias em 100 gramas) os tomates (21 calorias em 100 gramas), ou mesmo 100 gramas de batatas cozidas no vapor, que dão apenas 85 calorias. Uma salada composta com esses alimentos, apresentada numa enorme saladeira e incrementada com ervas frescas e uma ponta de vinagre balsâmico, representa um aporte calórico restrito e dará uma saciedade excelente.

Saborear... o momento presente

De manhã, com seu primeiro café, você já está pensando no dia que se anuncia e projetando-se no futuro, esquecendo o presente. Você nem sabe mais o que está bebendo. É nesse momento que deve fechar os olhos, concentrar-se nos aromas, na temperatura certa da água, nos odores que se desprendem da xícara. Se as coisas não estiverem perfeitas, tente melhorá-las e criar condições mais agradáveis. Alguns exemplos: mude de marca de café, compreenda as sutilezas de sabor das diversas substâncias, escolha uma boa água mineral, adapte a temperatura, opte por um modo de preparo melhor, selecione uma xícara de porcelana com a borda fina. Aprenda a construir um novo universo de prazer e de fruição só para você. Com pouco trabalho, descobrirá sensações sutis e delicadas... mas ainda é preciso saber apreciá-las. Concentrar-se no que está fazendo, unicamente no momento presente, permite que a pessoa se centre em si mesma e se abra mais para os prazeres. O que é verdade para uma xícara de café também é verdade para muitos outros momentos da vida. O importante é focalizar-se no instante e saber escolher os detalhes que aumentem as sensações de bem-estar.

Esse é também um método excelente para aprender a perder peso sem esforço. Se você engolir sua refeição mecanicamente, pensando em outra coisa, corre o risco de ingerir alimentos em excesso. Se, ao contrário, a cada bocado for capaz de saber por que deseja o seguinte, regulará muito rapidamente sua curva ponderal. Não há nada mais triste – e pior para a saúde – do que incorporar calorias e quilos por causa de pratos que realmente não valiam a pena.

CAPÍTULO 2
•
DINAMIZAR O ORGANISMO

"A humanidade divide-se em três categorias: os que não podem se mexer, os que podem se mexer e os que se mexem."

Benjamin Franklin

Agora que você já jogou no lixo algumas ideias correntes sobre alimentação, o assunto é controlar seu peso, a fim de potencializar seu organismo e abastecê-lo de energia. Isso nem sempre é fácil, na medida em que nossas vidas forem estressantes e sedentárias. O segredo é um só: mexer-se! A atividade física é tão essencial quanto escovar os dentes. Uma atividade regular diminui em 30% todas as causas de mortalidade juntas, com efeitos mais acentuados sobre certas doenças (as patologias cardiovasculares, por exemplo). Também ajuda a combater a obesidade e o envelhecimento. Para os mais ousados, um modo complementar e muito surpreendente de controlar o peso e rejuvenescer o organismo é a prática – orientada – do jejum.

- Benefícios da atividade física

Os perigos do sedentarismo

É um fato estabelecido: consumimos diariamente calorias em excesso e o sedentarismo não melhora as coisas. Na França, um homem consome em média 2.500 calorias por dia e uma mulher, 2.200 calorias. Em contrapartida, observou-se que na ilha japonesa de Okinawa, famosa por seu número recorde de pessoas centenárias, os habitantes consomem em média 600 calorias menos que o restante da população. Sabendo-se que um excesso de apenas 100 calorias por dia representa três quilos a mais na balança no fim de um ano, compreende-se toda a importância do assunto. Mas atenção: para ter boa saúde não basta ser magro. O exercício físico regular é que fará a diferença. A atividade física participa ativamente da manutenção do emagrecimento após um regime, porque combate o "efeito ioiô". É um trunfo considerável, pois, como se sabe, 95% dos que fazem um regime emagrecedor tornam a engordar nos dois anos seguintes.

Mas atenção: o importante não é forçosamente o número que a balança mostra. Isso porque os músculos são mais pesados que a gordura. Para a mesma altura, uma pessoa musculosa apresentará um peso superior ao de uma pessoa envolta em gordura. O erro que se comete com frequência é pensar que praticar esporte emagrece. O esporte é um complemento útil num procedimento global em prol da boa saúde do corpo. Seus benefícios reais para a saúde foram descobertos há pouco tempo. Os últimos avanços científicos possibilitaram o conhecimento dos efeitos precisos da atividade física sobre a saúde, os esportes que convêm praticar e com qual frequência para uma eficácia ótima.

Prevenção de doenças

A atividade física regular é eficaz acima de tudo na prevenção de doenças cardiovasculares. Para compreender esse efeito positivo, pesquisadores realizaram diferentes estudos, que evidenciaram vários níveis de ação. Quando o coração precisa fazer um esforço físico, a demanda de oxigênio aumenta. Para atender a essa demanda, a frequência cardíaca é acelerada a fim de produzir um fluxo sanguíneo maior. É o coração que fornece oxigênio ao corpo, por meio dos glóbulos vermelhos. Portanto, quando a frequência cardíaca aumenta, o organismo consome mais oxigênio. Ele é necessário, mas ao mesmo tempo age no corpo humano como uma espécie de veneno, provocando um desgaste das células. É como um carro que consome gasolina demais e que na chegada terá rendido menos quilômetros. Habituar progressivamente o coração a trabalhar em frequências mais elevadas favorece uma redução da frequência cardíaca de repouso. É por isso que os esportistas têm corações

A baleia-azul: uma certa ideia da eternidade

A baleia-azul é de longe o maior animal vivo de nossa época. É famosa por sua longevidade: 80 anos em média, mas podendo chegar a 130 anos. Pode ter mais de 30 metros de comprimento e pesar até 180 toneladas (enquanto um dinossauro pesava cerca de 90 toneladas). O que é especialmente interessante é a relação entre o peso do animal e sua longevidade. Estabeleceu-se com frequência que, quanto mais o tamanho de um animal aumenta, maiores são suas chances de longevidade. É o inverso do homem: para ele a sobrecarga ponderal reduz claramente a esperança de vida. Quando se olha mais de perto a fisiologia da baleia, nota-se que seu coração bate com excessiva lentidão: oito pulsações por minuto quando ela está na superfície; e a frequência pode cair para quatro pulsações por minuto quando o animal está submerso.

mais lentos. Por outro lado, foi demonstrado que uma frequência cardíaca mais lenta é benéfica para a saúde. Para continuarmos na metáfora do carro, imagine um motor que se economiza girando mais lentamente.

Nem por isso você precisa se alarmar se seu coração bate depressa demais em repouso. A frequência cardíaca média situa-se em torno de 60 batimentos por minuto. Se essa frequência for muito alta – o que se denomina taquicardia –, seu médico fará uma avaliação para descobrir a causa. As causas de taquicardia são múltiplas: ocasionalmente, esforço físico, febre, excesso de bebidas alcoólicas, estresse, desidratação, uso de excitantes, hipertireoidismo etc. Além dessas causas que não são de origem cardíaca, há outras puramente cardíacas, que vão da insuficiência cardíaca à embolia pulmonar. Se seu médico concluir que você não tem nada disso mas sua frequência cardíaca de repouso é de fato um pouco rápida demais, há um tratamento excelente para reduzir esse ritmo e aumentar a longevidade: o exercício físico diário, à razão de 30 a 40 minutos por dia, como a caminhada rápida, o ciclismo ou a natação.

Como a atividade física queima açúcares e gorduras, as taxas sanguíneas de açúcar e de colesterol ruim vão diminuir, reduzindo as placas de aterosclerose que progressivamente entopem

Colesterol

O colesterol é uma substância gordurosa essencial para o organismo; participa da composição das membranas de nossas células e da síntese de alguns hormônios (inclusive sexuais) e da vitamina D. É produzido principalmente pelo fígado (cerca de dois terços); o restante é fornecido pela alimentação.

as artérias e causam acidentes vasculares cerebrais, com risco de hemiplegia, de infarto do miocárdio, de arterite dos membros inferiores. Observou-se que uma prática física regular reduz em 60% a predisposição para o diabetes tipo 2. Por fim, a demanda de aumento do fluxo cardíaco tem outro efeito benéfico sobre a bomba cardíaca. Ao lado das artérias coronárias, que têm a função de irrigar bem o coração, pouco a pouco vão se formar pequenos vasos para melhorar o fluxo sanguíneo. É um verdadeiro circuito paralelo que se desenvolve, constituindo assim uma espécie de gerador de emergência cuja presença será fundamental caso ocorra uma oclusão em um dos "tubos principais". Um coração regularmente treinado cansa menos, é mais eficiente e se protege melhor contra os riscos de infarto.

Os efeitos benéficos da atividade física também foram observados na diminuição da frequência de alguns cânceres, como os do cólon, da próstata e da mama. Mas a descoberta atual mais surpreendente diz respeito à doença de Alzheimer. Essa patologia, cuja frequência não para de aumentar, por enquanto não conta com um tratamento médico que detenha sua temível evolução. Entretanto, observou-se que o esporte contribui para melhorar a circulação cerebral, aumentando a oxigenação do cérebro. Exercícios físicos são tão eficazes para a memória quanto esforços mentais. A atividade esportiva favorece a produção de novos neurônios, melhorando assim o aprendizado e a memória. O resultado tem o efeito de retardar significativamente o aparecimento dessa doença terrível.

Onde e como praticar um esporte?

Depois de compreender bem as ligações entre a atividade física diária e a saúde, é hora de partir para a prática. E é aí que o sapato aperta... Quantos de nós no começo do ano tomamos boas resoluções e depois não conseguimos cumpri-las! Ingresso em academias de ginástica onde nunca pomos os pés, aparelhos para exercitar-se em casa rapidamente encostados num canto etc. As desculpas que nos damos são sempre as mesmas: não tenho tempo, vou começar nas férias, e assim por diante. Essa estratégia de deixar para amanhã acaba provocando estragos em nossa saúde. Portanto, é preciso começar imediatamente. A grande questão que surge é saber qual esporte praticar e com que frequência. Se você realmente não tem tempo para destinar a um esporte específico, recomendo que pratique atividades simples e pouco onerosas, como a caminhada rápida, o ciclismo ou a corrida. A mais evidente é

Diabetes

O diabetes é uma disfunção da assimilação e da regulagem do açúcar (glicose) fornecido ao organismo pela alimentação. Quando comemos, absorvemos açúcar, que é a principal fonte de energia para o corpo poder funcionar. Num indivíduo normal, é a insulina, produzida pelo pâncreas, que se encarrega de distribuir o açúcar no corpo e de regular sua taxa no sangue (glicemia). A taxa normal de glicemia é de 0,70 a 1,10 g/l. Nos diabéticos, esse circuito não funciona mais e o sangue contém açúcar em excesso (hiperglicemia). Há dois tipos de diabetes: o tipo 1, chamado de insulinodependente, que atinge indivíduos jovens e no qual o corpo não fabrica insulina; e o tipo 2, chamado de não insulinodependente, que afeta indivíduos mais idosos e no qual a insulina é produzida, mas não age suficientemente. O tipo 2 é o mais frequente (85% dos casos) e geralmente atinge indivíduos com sobrepeso e sedentários.

sem dúvida a caminhada rápida, mas atenção: você não deve praticá-la de qualquer jeito. Para que seja eficaz, é preciso caminhar três quilômetros em 30 minutos, sem parar. Nos 20 primeiros minutos você queima açúcar, o que não é o ponto mais importante, embora o ganho seja sempre benéfico para sua saúde. O essencial acontece nos 10 ou 20 minutos seguintes, durante os quais você queima as gorduras ruins. É difícil praticar esse exercício na cidade, porque a todo momento é preciso parar num sinal vermelho ou simplesmente porque as calçadas estão lotadas.

Se não puder fazer ciclismo, corrida ou caminhada rápida, um simples par de halteres é suficiente e produz os mesmos efeitos benéficos. De fato, pesquisadores nos Estados Unidos acabam de evidenciar o impacto dessa prática sobre a saúde. Os resultados mostraram que com duas horas e meia por semana esforçando os braços com pequenos halteres – à venda até mesmo nos hipermercados – os indivíduos diminuíam em 34% a probabilidade de ocorrência de diabetes tipo 2 (ver o quadro anterior). A explicação é simples: os músculos são grandes consumidores de açúcar; quanto mais se desenvolvem, mais açúcar é queimado.

Os milagres da escada

Mesmo que você seja um verdadeiro inimigo de qualquer atividade física, não vai escapar assim! Pois existe outra solução simples, ao alcance de todos, para fazer esporte diariamente e de mansinho: a escada. A equipe do professor Meyer, no hospital de Genebra, realizou um estudo para saber se o fato de subir ou descer escadas é realmente benéfico para a saúde

(Meyer *et al.*, 2010). Para isso ele estudou 77 pessoas durante três meses, pedindo-lhes que subissem e descessem diariamente 21 andares. Os resultados superaram de longe as expectativas científicas quanto à eficácia dessa prática. Subir e descer escadas realmente emagrece. A média de perda de peso dos participantes foi de 550 gramas, com redução de 1,5 cm do perímetro abdominal. Sabendo-se da ligação direta que existe entre as doenças cardiovasculares e a medida da cintura, compreende-se quanto esse resultado é importante. Quando uma pessoa sobe ou desce uma escada, o contador de calorias começa a girar no sentido certo: 0,11 caloria por degrau subido e 0,05 caloria por degrau descido. Quem subir e descer degraus durante 15 minutos por dia perde em média 150 calorias; durante meia hora, 300 calorias – ou seja, o valor calórico de um *croissant* é perdido em 30 minutos. Quem subir e descer o equivalente a 21 andares por dia mantém o peso, de modo duradouro, no mínimo dois quilos abaixo do peso inicial. E mesmo os mais preguiçosos são recompensados: os que sobem de elevador e voltam a descer a pé perdem pelo menos um quilo por ano.

    Os benefícios das escadas para a saúde não param aí: também são reconhecidos na prevenção das doenças cardiovasculares. O primeiro estudo que demonstrou isso foi publicado em 1953, numa prestigiosa revista científica, *The Lancet*, mas passou desapercebido. Ele enfocava os condutores e os fiscais de ônibus na cidade de Londres. Todos os ônibus vermelhos dessa cidade são compostos de dois andares. O condutor passa o dia sentado, enquanto o fiscal sobe e desce a escada oito horas por dia. O estudo mostrou que, devido a essa atividade física diária, os fiscais desenvolviam 50% menos doenças cardiovasculares que os condutores. O professor Morris, iniciador desse estudo, já então disse acreditar que o rápido avanço das doenças cardiovasculares tinha estreita relação com nosso modo de vida.

Posteriormente, outros estudos científicos esclareceram sobre o porquê e o como dos efeitos saúde das escadas. Na realidade, constatou-se uma baixa significativa da pressão arterial de indivíduos que decidem não tomar elevador e subir a pé. Note-se que no momento da subida a tensão arterial aumenta; mas, quando o esportista da escada para, ela diminui e se fixa num nível mais baixo. A hipertensão arterial é uma verdadeira praga que favorece a ocorrência de doenças como o infarto do miocárdio e a hemiplegia; assim, é fácil compreender como é do maior interesse praticar uma atividade que reduza a pressão nas artérias. No estudo suíço do professor Meyer, os participantes beneficiaram-se em média com uma queda de 1,8% da pressão arterial. Esse exercício contribuiu também para baixar 3% do colesterol que entope progressivamente as artérias. A capacidade respiratória aumentou 6% em três meses, o que é excelente para melhorar a oxigenação dos tecidos.

Portanto, a atividade física diária é uma obrigação, eu diria quase um direito de vida para permanecer saudável. Como especifiquei na introdução, 30 minutos de exercício por dia diminuem em 40% todas as causas de mortalidade, sejam doenças cardiovasculares, câncer ou mal de Alzheimer. Tudo isso pode ser conseguido simplesmente utilizando as escadas de onde você mora ou trabalha. Faça a conta. Em um dia se chega sem dificuldade a 21 andares. Aumentar a capacidade física e respiratória, baixar a pressão arterial e o colesterol ruim, perder gordura e barriga de modo duradouro é uma recompensa que está à espera dos que abrirem mão dos elevadores e das escadas rolantes. O que está em jogo é importante demais para você perder um minuto antes de começar.

- Jejuar... para permanecer jovem

No interior de nossas células esconde-se uma função surpreendente, que permite que o organismo rejuvenesça, como que se autorrenovando. Esse poder pode ser despertado por um modo particular de alimentar-se: o jejum intermitente.

Um poder muito antigo

Tudo começou há milhares de anos, quando o homem vivia da caça e da apanha e precisava enfrentar o frio, o perigo e os períodos de penúria. O organismo então se adaptou aprendendo a enfrentar biologicamente a penúria e jejuando naturalmente de modo intermitente. O corpo humano de nossos ancestrais sabia buscar nas gorduras o combustível necessário para uma vida saudável, quaisquer que fossem as condições exteriores. Naqueles tempos antigos, um homem de 70 quilos e 1,70 metro de altura conseguia resistir 40 dias à custa de seus 15 quilos de reserva de gordura. Alguns animais do Polo Norte, como os pinguins, conservaram essa capacidade de resistência, jejuando vários meses no frio e vivendo de suas reservas de gordura.

Como um sinal emitido do fundo da noite dos tempos, numerosas religiões perpetuam a tradição do jejum em determinados períodos do ano, lembrando ao homem o poder secreto escondido nele.

De uma crença para outra, o jejum é apresentado de modo diferente. Na religião católica ou ortodoxa, ele se insere numa noção de penitência para se aproximar de Deus. O jejum é uma privação voluntária de alimento. Em alguns casos, o fiel faz apenas uma refeição por dia; em outros, certos alimentos, como a carne, são proibidos. Na religião islâmica, o jejum corresponde a um período de aperfeiçoamento e questionamento pessoais. Os judeus observam o *kipur*; os hindus, o décimo primeiro dia de cada ciclo lunar. Em todos esses casos, o jejum faz parte de uma prática espiritual para levar os fiéis a se aproximarem de Deus. As religiões mostram ao homem que o jejum é possível e não cria nenhum problema particular. Deve-se notar que todas elas excluem dessa prática as pessoas doentes, as crianças e as grávidas.

Na prática, portanto, ao longo dos séculos o organismo soube adaptar-se perfeitamente à privação de alimento. Nosso material biológico está previsto para essa falta, mas hoje não sabemos lidar com o excesso. A abundância é inimiga da saúde. Para agravar a situação, o dispêndio físico, que era a atividade principal para o homem alimentar-se, reduziu-se a uma ninharia com o sedentarismo. Entretanto, os mecanismos protetores dormitam no mais profundo de nossas células, como um tesouro secreto confiado por nossos antepassados. Descobertas recentes evidenciaram que o jejum intermitente pode reativar esses processos antigos.

Benefícios do jejum

Antes de tudo, é preciso distinguir o jejum total, que pode ser de cunho político (greve de fome) e durar várias semanas, do jejum religioso ou intermitente. Os mecanismos biológicos em ação são radicalmente diferentes.

O jejum intermitente consiste em privar-se voluntariamente de alimento durante um tempo preciso e um período determinado. Durante o período de jejum, o indivíduo pode ingerir à vontade água e bebidas sem calorias. *Em todos os casos, a pessoa deverá consultar seu médico para verificar se está apta para praticá-lo.* Tem início a partir da sexta hora depois da última refeição, e é durante as horas seguintes que novos mecanismos biológicos vão ativar-se.

Há diferentes esquemas de jejum: podem ir de 16 a 24 horas de abstinência, num período que vai de dias alternados a um dia por semana ou um dia em cada dez. É surpreendente constatar que o jejum intermitente tem efeitos positivos não só contra os quilos supérfluos mas também contra doenças inflamatórias, como reumatismo, alergias, asma. A interrupção voluntária da alimentação durante períodos de 16 a 24 horas reativa uma memória biológica antiga que sabia administrar a falta de alimento implementando mecanismos de proteção. O que se mostra muito surpreendente é a diferença de ação entre a restrição calórica comum, que consiste em reduzir diariamente os aportes alimentares, e o jejum intermitente, que leva a períodos de abstinência alimentar.

Muitos países adotaram a prática desse jejum intermitente sob supervisão, especialmente a Alemanha. As equipes médicas que há várias décadas vêm trabalhando nessa área destacam diversos fenômenos. Por um lado, o jejum desencadeia um leve aumento de adrenalina e de noradrenalina, o que causa um aumento da prontidão, e isso depois de apenas 12 horas. O indivíduo concentra-se melhor e pensa mais rápido. Certamente se trata de uma ressurgência do que vivenciaram nossos ancestrais, que caçavam com eficiência apesar do jejum. Por outro lado, os médicos alemães consideram que esse tipo de jejum aumenta a esperança de vida e a resistência a numerosas patologias. Eles partem da hipótese de que, quando o organis-

> **A renovação das células**
>
> Nosso corpo é uma fábrica em movimento ininterrupto. Entre os 60 bilhões de células que o compõem, uma porcentagem importante se renova todo dia. Cada célula – glóbulo vermelho, célula do estômago etc. – tem seu próprio ritmo de substituição. O ponto-chave é o número de erros das células ao se recopiarem para se substituírem; esse número aumenta progressivamente com o avanço da idade. Uma célula mal copiada pode tornar-se uma célula cancerosa, que, por sua vez, dará origem a outras células com as mesmas anomalias. Quanto mais a idade avança, maior é o risco de cópia defeituosa. É por isso que os mesmos fatores de risco não têm o mesmo impacto em idades diferentes. Entre um jovem de 20 anos que fuma durante um ano um maço de cigarros por dia e um indivíduo de 70 anos que faz a mesma coisa, a faixa de risco é diferente. Os mecanismos de cópia do indivíduo mais idoso são muito mais vulneráveis.

mo contém células danificadas, opta pela facilidade, destruindo-as e depois substituindo-as, o que acelera o envelhecimento. Em período de jejum intermitente, o organismo reagiria de modo diferente, reparando as células em vez de eliminá-las. É um mecanismo que economiza energia e ao mesmo tempo reduz o risco de uma cópia errada de DNA, principalmente em indivíduos com mais idade. Observaram também que o jejum intermitente induzia uma baixa da glicemia e diminuía os fatores de resistência à insulina. Por fim, os pesquisadores constataram que esse modo de alimentar-se também reduz a produção de radicais livres (moléculas de oxigênio instáveis que tentam ligar-se a outras células para se completarem e com

Proteus anguinus, o peixe humano que pode viver 10 anos sem comer

É um estranho batráquio que mede cerca de 20 a 40 centímetros e pesa de 15 a 20 gramas. Chamam-no de peixe humano porque sua pele é parecida com a do homem. Pode viver 100 anos, o que é incomum nesse tipo de animal; mas, principalmente, sabe resistir a situações que normalmente matam todos os seres vivos. Assim, pode aguentar 10 anos sem comer nada e consegue viver três dias sem oxigênio! É preciso dizer também que ele sabe se poupar: em situação normal, fica ativo apenas cinco minutos por dia. Duas equipes francesas concentraram-se especificamente nessas capacidades espantosas. Parece que na verdade ele tem a faculdade de administrar perfeitamente suas reservas energéticas. Sabe utilizar do melhor modo possível sua energia e ao mesmo tempo produzir poucos detritos. Em todas as células, tanto as do homem como as desse peixe estranho, existem verdadeiras centraizinhas energéticas chamadas mitocôndrias, cuja função é fornecer energia. O rendimento das mitocôndrias desse animal é excepcional. As mitocôndrias fornecem o ATP (trifosfato de adenosina), que permite a realização das reações químicas vitais para o organismo utilizando pouco oxigênio. Cria-se assim um círculo virtuoso: utilizando pouco combustível, uma quantidade menor de detritos é lançada no organismo, incrustando menos os filtros naturais encarregados de despoluir o corpo do animal. Portanto, o segredo da longevidade do peixe humano estaria em sua disposição para extrair o máximo de energia do menor aporte, produzindo simultaneamente menos detritos que desgastam prematuramente as células. Ele é na verdade uma espécie de mestre da ecologia e do desenvolvimento sustentável e demonstra todo o interesse dessa dimensão tanto social como científica.

isso favoreçam o desgaste de nossas células, como uma espécie de ferrugem), mesmo que seja simplesmente pela redução dos aportes alimentares.

Em todo caso, os jejuns intermitentes de diversas religiões abrem-nos uma pista de reflexão necessária. Os trabalhos do professor Berigan, nos Estados Unidos, são particularmente interessantes quanto ao impacto do jejum intermitente sobre a frequência de câncer. Esse pesquisador selecionou camundongos com previsão de tempo de vida curto, porque haviam sofrido a supressão de um sistema que diminui naturalmente a frequência de câncer (proteína 53). Constatou que, no grupo de camundongos submetidos a um dia de jejum por semana, a frequência de câncer diminuía em 20% com relação ao grupo que recebia alimentação diária. Esses resultados indicam modificações biológicas correspondentes à ativação de verdadeiros sistemas de reparação celular. Os trabalhos destacaram uma frequência semanal para o aparecimento de resultados significativos.

O jejum na prática

A duração e o modo de jejuar serão muito diferentes de um indivíduo para outro. Estão excluídos os que têm hipoglicemia, porque então o jejum pode provocar mal-estar, sensação de vácuo na cabeça, suor, fadiga. As pessoas que apresentam esse distúrbio sabem muito bem que não podem passar muito tempo sem comer. Evidentemente, qualquer que seja o caso, para a prática do jejum intermitente é preciso o sinal verde do médico.

Sua duração habitual é de 16 a 24 horas. Na prática, isso significa, por exemplo, fazer apenas uma refeição no dia. Em todos os casos, é imperativo consumir grande quantidade de água ou de bebidas que não contenham calorias. Algumas pessoas aguentam sem problema 24 horas; outras, 16 horas ou menos. Cada qual deve encontrar o ritmo que melhor lhe convém. Alguns vão fazer só uma refeição no dia, mas vão comer uma fruta de manhã. Outros conseguem facilmente passar sem o sanduíche engolido em cinco minutos ao meio-dia e nem se dão conta disso. Ao contrário do que se poderia pensar, o fato de escolher um dia da semana em que estamos muito ocupados torna as coisas muito mais fáceis do que num dia em que ficamos pela casa, rodeando a geladeira. Quero chamar sua atenção para um ponto: é preciso evitar que a primeira refeição depois do jejum intermitente seja um verdadeiro dilúvio calórico. O método para isso é simples: basta prever e organizar o cardápio dessa primeira refeição e não mudar nada nele.

Fiquei surpreso com os relatos de pessoas que praticavam o jejum intermitente. Muitas notaram uma falta de sensação de fome. Perceberam que todo dia sentavam à mesa quase mecanicamente, porque era hora, mas que realmente não tinham fome. Para elas, a verdadeira sensação de fome se manifestava muito mais tarde. Um bom número de pacientes meus observou importantes benefícios dessa prática: sentem-se menos cansados, intelectualmente mais ágeis, com mais energia, com a pele mais limpa, menos dores de cabeça, mais vigor etc. Globalmente, muitas sensações positivas com a percepção de mais bem-estar.

O jejum intermitente permite que o organismo se regenere e reative mecanismos de reparação celular no sono. É também um modo de retardar os efeitos do tempo para viver mais e com melhor saúde. Aconselho-o a tentar – depois de consultar seu médico – e avaliar pessoalmente os efeitos obtidos.

CAPÍTULO **3**
•
MELHORAR O SONO

"Roncar é dormir alto."

Jules Renard

O sono é a base essencial de uma boa saúde. Fisiologicamente, ele permite que o organismo se regenere; psicologicamente, ajuda a descartar as tensões e os pensamentos inconscientes, por intermédio dos sonhos. O número de horas de sono de que necessitamos varia de um indivíduo para outro; mas, globalmente, há um consenso de que abaixo de sete horas estamos com privação de sono. Os franceses dormem em média sete horas e 13 minutos[1]. Do mesmo modo, uma noite entrecortada de despertares frequentes será menos eficaz que um tempo de sono cumprido sem interrupção. Entretanto, continuamos a ser grandes consumidores de soníferos e um em cada três franceses considera que não dorme o suficiente. Além das dificuldades de concentração e de uma sensação desagradável de estar "num nevoeiro", o sono de má qualidade provoca um estado de fadiga crônica que abre as portas para numerosas patologias psicológicas (estresse, depressão

---

1. Fonte: Instituto Nacional de Prevenção e Educação para a Saúde (Inpes, na sigla em francês), 2010.

etc.) e físicas (doenças cardiovasculares, diabetes tipo 2, obesidade e outras).

• ADORMECER MAIS FACILMENTE

Reflexos básicos

O sono é essencial para regenerar o cérebro. Para que todas as chances de ter uma boa noite fiquem do seu lado, basta aplicar alguns conselhos de bom senso:
• Evidentemente, você não deve jantar muito copiosamente nem fazer ginástica logo antes de ir dormir.
• Aconselho-o a jantar relativamente cedo, para que no momento de deitar o processo de digestão já esteja bem avançado. Certamente você já constatou que dorme muito mal depois de uma refeição tardia e com bebida alcoólica.
• O quarto precisa estar silencioso, bem arejado e, principalmente, não muito quente. Isso porque uma temperatura corporal com alguns centésimos de excesso perturba o adormecimento. A temperatura ideal do quarto – que deve estar bem arejado – é de 16 a 20 graus.
• Durante a hora que antecede o adormecer, dê preferência a atividades calmas e não perturbadoras. Assim, é melhor desligar o computador, a TV etc. e passar essa hora num lazer que favoreça a tranquilidade: leitura, música, carinho.
• Você também constatará que sempre ir deitar-se mais ou menos no mesmo horário é benéfico.

Optando por esses rituais para ir dormir, estará habituando seu organismo a distinguir melhor as fases de atividade e de sono.

> **Suco de cereja, um sonífero natural**
>
> Cientistas ingleses acabam de demonstrar os efeitos surpreendentes do suco de cereja sobre o sono. Ele age aumentando a taxa da melatonina secretada durante a noite e favorece os ritmos de sono. Bebendo apenas 30 mililitros duas vezes por dia, os voluntários constataram que seu tempo de sono havia aumentado 25 minutos em uma semana. O kiwi também apresenta efeitos benéficos. Pessoalmente, para passar uma boa noite prefiro infinitamente um coquetel de kiwi e suco de cereja a soníferos, que dão um sono de má qualidade e um despertar pastoso.

Iluminação

Na medida do possível, tente deixar seu quarto completamente escuro. Se não conseguir, compre na farmácia uma venda para os olhos. Uma equipe científica americana demonstrou em *hamsters* que a exposição noturna à luz artificial causa comportamentos depressivos. A explicação é simples: tanto nos animais como nos humanos, a exposição noturna à luz provoca modificações hormonais e tem incidência sobre os neuromediadores cerebrais. Nos últimos 50 anos os índices de depressão vêm aumentando sem parar, e isso pode ser correlacionado em parte com nossos ambientes cada vez mais iluminados artificialmente (telas, letreiros, painéis etc.). Outros estudos com *hamsters* também evidenciaram um aumento dos estados depressivos e frequentemente da obesidade ligado a essas fontes de luz emitidas durante o sono. O último estudo desse tipo, também com *hamsters*, identificou uma proteína específica que explicaria a ligação entre a iluminação noturna e a depressão. No estudo, o bloqueio dessa proteína protegeu da depressão os *hamsters* expostos à luz durante a noite. Conclusão: expulse de seu quarto de dormir todas as fontes de poluição luminosa noturna, mesmo mínimas, como o ponto luminoso de um equipamento periférico, de um celular carregando ou de uma TV em *stand-by*. Além de economizar eletricidade, de manhã você acordará cheio de alegria de viver.

Dormir do lado certo

Há um provérbio antigo que diz: "Na cama que fizeres deitarás." Isso é verdade tanto no sentido próprio como no figurado. Dependendo do modo como dormirmos, se do lado esquerdo ou do lado direito, num colchão de molas ou não, com um cobertor muito quente ou com uma simples luzinha no quarto, nosso estado de saúde será diferente. Estudos científicos com lactentes mostraram o caminho. Basta pôr um bebê para dormir de costas e não de bruços para que a frequência de morte súbita no berço diminua consideravelmente. Já os adultos precisam descobrir sozinhos sua melhor posição. Nunca é tarde para isso!

Uma cadeia de hotéis inglesa realizou uma sondagem com 3 mil clientes para saber se o fato de dormir à esquerda ou à direita influía no bem-estar. Os resultados indicaram que as pessoas que dormiam do lado esquerdo acordavam de melhor humor, menos estressadas e mais otimistas. Os números mostraram que 25% dos que passavam a noite do lado esquerdo tinham uma visão positiva da vida ao despertarem, contra 18%

dos que dormiam do lado direito. Alguns psicólogos do comportamento estudaram a questão. Estimam que, quando um homem dorme na esquerda da cama, ele é de natureza protetora e realista, enquanto a mulher que dorme na direita é mais romântica e afetiva. Mas é também uma questão de civilização. Na cultura chinesa e na abordagem *feng*, passar a noite à direita está ligado ao *yang* masculino, sinônimo de responsabilidade e de ação, enquanto à esquerda representa o *yin* feminino, correspondente à receptividade.

A busca da melhor posição na cama levou a numerosas pesquisas científicas que causaram mudanças profundas nas recomendações médicas. Durante décadas, considerou-se erroneamente que os bebês deviam dormir de bruços; pensava-se que essa posição evitasse a sufocação em caso de refluxo. Hoje as coisas mudaram e todos os médicos aconselham a pôr os bebês para dormir de costas, porque essa posição diminui claramente os riscos de morte súbita do lactente. Basta pensar num bebê sob seu cobertor, afundando num colchão macio demais, para compreender que nesse caso o oxigênio é que faltará. Se o lactente tiver tendência para refluxos, basta colocar um livro grosso sob a cabeceira do berço para erguer levemente o colchão. Também recomendo, para adultos que sofrem de hérnia de hiato com refluxos ácidos, que principalmente não se deitem logo depois da refeição, que esperem pelo menos duas horas. Para os que apesar de tudo gostam de ver TV na cama, é preferível utilizarem dois ou três travesseiros para ficarem em posição semissentada.

O estudo mais surpreendente vem da Suécia: o professor Halberg pesquisou a incidência da posição noturna sobre a frequência do câncer. Ele investigou o porquê do aparecimento de certos cânceres mais de um lado do corpo humano que do outro.

Interessou-se particularmente por dois tipos de câncer: os de pulmão e os de pele, em homens e mulheres. Seu estudo revelou uma frequência maior de ambos no lado esquerdo do corpo. Ao buscar uma explicação, ele ficou muito surpreso com o fato de áreas habitualmente pouco expostas ao sol – conhecido como um fator de risco do melanoma da pele – apresentarem paradoxalmente uma frequência maior desse câncer: os quadris e as coxas para as mulheres, o tronco para os homens. Constatou também que essa diferença entre os lados esquerdo e direito e a localização atípica dos melanomas não eram encontradas no Japão.

O caso do cobertor elétrico

Mesmo um objeto banal como um cobertor elétrico pode, com o passar do tempo, influir na saúde. Nos Estados Unidos, o professor Abel estudou as ligações inesperadas entre os cobertores e o câncer de útero. Observou que as mulheres que durante mais de 20 anos utilizavam cobertor elétrico para dormir apresentavam uma porcentagem maior de câncer de útero. O uso desses cobertores é pouco difundido na França, mas muito mais frequente nos países anglo-saxões. Evidentemente, seu uso ocasional não apresenta nenhum perigo; mas o uso repetido desse modo de aquecer-se não é inofensivo. Por enquanto, não se conseguiu apontar nenhuma causa para explicar esse curioso fenômeno.

Em outros estudos, os cientistas observaram que os colchões ocidentais contêm molas metálicas que formam uma zona de reflexão dos campos eletromagnéticos – ao contrário do Japão, onde os modos de dormir são diferentes. Os futons japoneses são colocados diretamente no chão e nunca são compostos de estruturas metálicas. Os cientistas estimam que as molas da cama constituem uma área de recepção dos campos eletromagnéticos, sobre os quais os indivíduos ficam expostos durante longos períodos noturnos. Assim, segundo os pesquisadores, o fato de partes do corpo menos expostas ao sol (tronco nos homens, membros inferiores e quadris nas mulheres) paradoxalmente apresentarem uma frequência de melanomas superior à de áreas mais desprotegidas (como o rosto) pode explicar-se pela exposição noturna aos campos eletromagnéticos gerados pelas molas do colchão.

- LEVANTAR COM O PÉ DIREITO

Quem levanta cedo é mais magro e mais feliz

Uma equipe de pesquisadores ingleses comparou dois grupos de pessoas: um grupo que levantava às 7h47 e outro que levantava às 10h09. O estudo abrangeu mil indivíduos e utilizou dois tipos de medida: escalas psicológicas para definir o nível de bem-estar dos participantes, peso e altura para avaliar a sobrecarga ponderal. Observaram que os "madrugadores" eram mais saudáveis, mais magros e mais felizes. Observaram também que estes preferiam tomar um bom desjejum que os abastecia de energia e lhes permitia lambiscar menos nas horas seguintes. Os relógios internos do corpo ativam a secreção de certos hormônios, como o cortisol, que atinge seu máximo diariamente às 8 horas da manhã. Sabendo-se que o cortisol participa da energia matinal, indiscutivelmente já se tem uma primeira explicação...

> **Seis conselhos para levantar em forma**
>
> • Não utilize um despertador com alarme agressivo nem o rádio a todo volume.
> • Vá com calma: programe o despertador para 15 minutos mais cedo, para não ter de correr contra o relógio.
> • Antes de sair da cama, estique-se todo, como um gato, para despertar o corpo mansamente: braços, pernas, pescoço etc.
> • Tome uma ducha fria, excelente para o tônus.
> • Não descuide do desjejum, que deve estar de acordo com o que você gosta: frutas, pão, laticínios etc.
> • Pratique pensamento positivo: se sua agenda estiver carregada, você pode, por exemplo, visualizar mentalmente o final do dia, quando voltará para casa, tomará um bom banho, estará com seus filhos etc.

Só acorde uma vez

Dormir novamente depois de desligar o despertador provoca cansaço durante o dia. Essa é a conclusão de um estudo coordenado pelo professor Stepanski, nos Estados Unidos. Voltar a dormir teria um efeito contraproducente. É a famosa sensação de estar "voando" até quase o final da manhã. Parece que a melhor solução seria despertar com o rádio, colocado longe da cama para não desligá-lo por reflexo.

Manhã na cama não recupera

Dormir até muito tarde no final da semana não recupera completamente da fadiga dos outros dias. Quando você queimou a vela pelas duas pontas dormindo menos de seis horas várias noites seguidas, não volta o marcador ao zero se dormir mais no sábado e no domingo.

Uma equipe de pesquisadores estudou um grupo de indivíduos que concordaram em não dormir mais de seis horas durante seis noites, mas em seguida podiam dormir duas noites de dez horas. Depois de uma semana de trabalho com privação de sono moderada, as duas noites de recuperação melhoraram a qualidade do sono, mas não o desempenho. Dormir demais não eliminava a fadiga acumulada e os participantes tendiam a estar um pouco desastrados e sonolentos no domingo de manhã, sentindo uma certa dificuldade em "aterrissar". Em contrapartida, notou-se que essa noite mais longa restaurava o desempenho sexual masculino. Os pesquisadores destacaram diferenças entre homens e mulheres com relação ao sono. Observaram que nas mulheres os efeitos protetores das noites bem-dormidas são mais benéficos para a saúde, e que elas se recuperam mais depressa de noites muito curtas.

De modo geral, aconselho você a levantar-se uma hora mais tarde no fim de semana, mas não mais que isso, para não desestabilizar seu organismo. Em compensação, não hesite em fazer uma sesta de uns 20 minutos depois do almoço.

- Os inimigos do sono: ronco e apneia

Ronco

O ronco ocorre quando, durante o sono, o palato ou a úvula palatina vibra com a passagem do ar. Por si só, ele não é perigoso; quando muito, perturba a noite do cônjuge, pois produz no mínimo 50 decibéis (o equivalente de uma voz humana). Em certos casos, pode chegar a 90 decibéis (o barulho de uma moto grande). Sobrecarga ponderal, bebidas alcoólicas, ingestão de soníferos ou sedativos, congestão nasal e avanço da idade favorecem o ronco. Globalmente, antes da menopausa as mulheres são menos afetadas, devido à ação da progesterona, que, entre outras coisas, facilita a ventilação. Problemas otorrinolaringológicos, como um simples desvio do septo nasal ou amídalas hipertrofiadas, são propícios para o ronco. A posição na cama pode aumentá-lo: indivíduos que costumam dormir de costas roncam mais, porque nessa posição a língua fica mais atrás, estreitando a passagem prevista para o ar. Como nos mexemos muito à noite, a dificuldade para lutar contra o ronco está em manter a posição certa.

Na prática, é aconselhável dormir de bruços; eventualmente, de lado. Um truque conhecido consiste em, antes de deitar, vestir uma camiseta em cujas costas foi costurado um bolso contendo uma bolinha de tênis; isso é muito eficaz para manter a postura correta. A posição da cabeça também é importante: colocar travesseiros para alongar um pouco o pescoço parece diminuir os roncos. Outra solução é erguer levemente a cama. Por fim, se o roncador potencial não consumir álcool nem tomar tranquilizantes antes de deitar, todas as chances de deixar o cônjuge passar uma boa noite estão do seu lado.

Apneia do sono

As coisas precisam ser encaradas mais seriamente se o ronco for acompanhado de apneia do sono. Nesse caso, os riscos para a saúde não são minimizáveis. A apneia do sono caracteriza-se por interrupções involuntárias da respiração durante o sono; vão de 10 a 30 segundos e repetem-se ao longo da noite.

As pessoas com excesso de peso são as mais sujeitas ao problema, devido ao acúmulo de gordura na região do pescoço, o que reduz o diâmetro das vias respiratórias. Independentemente disso, observou-se que, quanto mais grosso for o pescoço, maior é o risco de apneia. A partir de 43 centímetros no homem e 40 centímetros na mulher, o risco aumenta. Os grandes consumidores de álcool, de drogas ou de soníferos também majoram o risco.

A apneia do sono vai desgastando prematuramente o organismo. O sono é um momento fundamental para a regeneração das células do corpo. A apneia perturba os mecanismos fisiológicos reparadores. Os primeiros sintomas são clássicos: cansaço durante o dia, pequenos estados depressivos, distúrbios de memória, frequentes quedas de energia, irritabilidade excessiva, cefaleia.

O mais preocupante é o risco de doenças cardiovasculares. Isso porque, durante os repetidos períodos de apneia ao longo da noite, o cérebro é exposto a déficits de oxigênio, o que provoca microdespertares bruscos que elevam a pressão arterial e o ritmo cardíaco. As pessoas que sofrem de apneia do sono estarão mais sujeitas a hipertensão arterial, infarto do miocárdio, acidentes vasculares cerebrais e distúrbios do ritmo cardíaco. Nos casos graves, o risco de morrer de repente durante o sono aumenta. Também sob anestesia os riscos são mais importantes.

Portanto, é essencial saber se o ronco é ou não acompanhado de apneias. Às vezes o cônjuge nota essas pausas respiratórias características. Acordado pelo ronco do outro, percebe facilmente o silêncio ligado à apneia no meio da noite. Outras vezes o que chama a atenção é um excesso de sonolência durante o dia ou o fato de acordar muitas vezes durante a noite. A reação certa é consultar um médico especialista que poderá diagnosticar a apneia do sono. O exame consiste em medir durante uma noite, por meio de eletrodos colocados no corpo, a frequência e a duração das apneias, a atividade do cérebro e as taxas de oxigênio no sangue.

Evidentemente, o combate à sobrecarga ponderal e a prática de exercícios físicos vão contribuir para reduzir o risco de apneia do sono. Quanto aos exercícios, destaca-se o trabalho de cientistas brasileiros que estudaram os efeitos de exercícios orofaríngeos em indivíduos que apresentavam apneias do sono moderadas. Eles partiram do princípio de que, como a apneia corresponde a um relaxamento das fibras musculares, uma espécie de *fitness* desses músculos poderia melhorar as coisas. Durante três meses e à razão de meia hora por dia, os voluntários deviam praticar vários exercícios, tais como apertar fortemente a língua em diferentes pontos do palato. Os resultados mostraram uma melhora dos sintomas em comparação com um grupo de controle que não praticou esses exercícios diários. Se as medidas preventivas não funcionarem, há diversos recursos terapêuticos. O médico poderá prescrever aparelhos para ser usados durante a noite. Esses aparelhos insuflam ar pelo nariz, por meio de uma máscara. Em todos os casos, não minimize a apneia do sono, pois ela pode ser desastrosa para o organismo.

CAPÍTULO 4
•
LIVRAR-SE DOS ABORRECIMENTOS DIÁRIOS: PROBLEMAS DIGESTÓRIOS E INTESTINAIS, ALERGIAS E OUTROS

"O espirro é o orgasmo do pobre."

Em *L'Os à moëlle*, PIERRE DAC

Os medicamentos são úteis quando é necessário usá-los. Isso parece evidente, mas não é o que acontece. Em minha prática, constato um excesso de doenças iatrogênicas. Doença iatrogênica é aquela causada pelos efeitos secundários de um medicamento, correntemente chamados de "efeitos indesejáveis". Para evitar essas agruras, é melhor não assumir levianamente um tratamento sem prescrição. Infelizmente, há múltiplas razões para uma pessoa se tornar dependente de um medicamento: acessos de fadiga, mal-estar recorrente, dor persistente etc. Com o passar dos meses, será preciso aumentar as doses, passar para terapias cada vez mais agressivas, sem nunca eliminar a origem do mal. Entretanto, existem numerosos sintomas da vida diária que gestos simples podem curar sem passar pelo médico: constipação intestinal, gases, desconfortos digestórios, alergias, dificuldades respiratórias e outros. Conhecer essas soluções simples significa reduzir o uso e a dependência de remédios e evitar efeitos secundários perigosos ou desconfortáveis. Quando se trata de aprender um novo gesto para se livrar de um sintoma, e sem riscos, estou sempre pronto para a solução mais natural.

- Distúrbios gastrointestinais

Os distúrbios gastrointestinais (constipação, gases, hérnia de hiato, refluxo gástrico etc.) estão entre os motivos mais frequentes de consulta médica. Entretanto, muitos desconfortos digestórios poderiam ser facilmente evitados se modificássemos nossa postura corporal. Para convencê-lo disso, sugiro que observe as árvores. As que crescem eretas erguerão mais rapidamente suas copas para o céu. Já as que se desenvolvem muito curvadas não terão uma longa esperança de vida. A dificuldade para o corpo humano é que ele deve adotar as posições corretas estando permanentemente em movimento. O ideal é situar-se sempre sobre seu centro de gravidade, quaisquer que sejam as posições. Esse movimento é essencial para a vida, pois, como dizia Einstein: "A vida é como a bicicleta: é preciso ir em frente para não perder o equilíbrio."

A nova postura a adotar no banheiro

Vou abordar um assunto sensível e muito íntimo. Trata-se das melhores posições a adotar para a defecação. O tema pode parecer surpreendente, pois *a priori* só existe uma posição adotada por todos, ou seja, tranquilamente sentado no trono. Entretanto, talvez essa não seja a melhor posição. Várias equipes de pesquisadores nos Estados Unidos, em Israel e no Japão estudaram o assunto e todos os trabalhos científicos chegam à mesma conclusão: para evacuar as fezes é melhor ficar de cócoras e não sentado. De fato, a posição sentada é uma posição relativamente recente que se deve ao avanço dos banheiros modernos, mas não é fisiológica.

As pesquisas apontaram vários elementos novos. Em posição sentada, o ângulo anorretal é muito mais fechado do que em posição agachada, o que tende a reter as fezes no interior do reto e, portanto, exigir mais força para evacuá-las, às vezes incompletamente. Para ilustrar essa afirmação, pense numa mangueira de jardim cheia de água e meio dobrada: a água escoa com dificuldade. É exatamente o que acontece em posição sentada. Quando o indivíduo fica de cócoras, o ângulo se abre, a dobra desaparece e a água pode sair facilmente.

Os médicos que realizaram esses experimentos com voluntários observaram que em posição agachada estes levavam três vezes menos tempo para evacuar suas fezes do que em posição sentada. Todos os participantes notaram que de cócoras mal precisavam fazer força e que a defecação era fácil e rápida. Esse detalhe é muito importante, pois, para as pessoas que sofrem de hemorroidas, isso reduz fisiologicamente a pressão, diminuindo as dores e a ressurgência das crises. Nos casos de patologias cardiovasculares, o esforço a ser feito fica limitado, o que evita elevações inúteis da pressão arterial.

À primeira vista, parece difícil pôr em prática essa recomendação, pois os chamados "banheiros turcos" quase desapareceram. Alguns sugerem acocorar-se sobre o assento do vaso sanitário, mas isso é um tanto perigoso... Existe uma solução intermediária: colocar na frente do vaso um banquinho para levantar os pés, mas permanecendo na posição sentada. Ou, mais facilmente, deslize as mãos sob as coxas para levantar as pernas, endireite-se e mecanicamente você oscilará para trás. É fácil! Essa posição elimina parcialmente a dobra retal provocada pela posição sentada. Os participantes dos estudos observaram uma economia de até uma hora por semana graças a essa nova posição. Além disso, ela pode eliminar o uso de laxantes.

O fato de optar por uma boa posição no banheiro tem outras vantagens além de poupar tempo. Ela pode aliviar as pessoas que têm hemorroidas. Hemorroidas são dilatações dos vasos da região do ânus, semelhantes às varizes das pernas. Podem ser muito dolorosas, causar inflamações e sangramentos. Reduzir o esforço no momento de evacuar será benéfico, evitando o aumento de pressão nos vasos sanguíneos. Numa outra área, uma equipe de cientistas pesquisou no homem a ligação entre distúrbios de ereção e hemorroidas. O estudo abrangeu mais de 6 mil homens. Observou-se que 90% dos que sofriam distúrbios de ereção apresentavam hemorroidas; e isso é ainda mais significativo na medida em que eles tinham menos de 30 anos. O motivo parece estar ligado ao fato de a dilatação de certos vasos próximos do reto provocar uma irritação de nervos vizinhos que atuam na ereção. Experimente essa nova posição e avaliará pessoalmente sua eficácia...

Os perigos do trabalho sentado

As posições do corpo em repouso influem na saúde. É o que acaba de demonstrar um estudo australiano realizado com 900 pacientes com câncer de cólon e um grupo de controle composto de mil indivíduos saudáveis. Os cientistas formaram uma base de dados com as informações sobre seus hábitos alimentares e suas atividades físicas e profissionais. Os indivíduos que trabalhavam sentados em frente a um computador eram considerados sedentários com relação àqueles cujo trabalho requer movimentação constante, como uma enfermeira ou um garçom. Os pesquisadores constataram que os indivíduos que exerciam uma profissão sedentária durante no mínimo 10 anos corriam duas vezes mais risco de câncer de cólon. Entre esses cânceres, os mais frequentes são aqueles "mais próximos do assento da cadeira", particularmente os do reto, cuja frequência é 1,5 vez maior. É interessante notar que esse aumento de frequência do risco de câncer não depende da atividade física praticada fora das horas de trabalho. Esse elemento é fundamental. Significa que oito horas diárias em posição sentada constitui um fator de risco, independentemente das outras atividades do dia. Uma atividade esportiva diária não bastaria para compensar essas jornadas em cima de uma cadeira. Não se trata do primeiro estudo sobre esse assunto; outros trabalhos, realizados anteriormente, já haviam aventado que permanecer sentado por muito tempo constitui um risco de câncer de cólon.

> **Chega de sedentarismo!**
>
> Permanecer sentado menos de três horas por dia aumenta a esperança de vida. Saber disso faz pensar! Portanto, sugiro aos fãs de TV que assistam a seus programas preferidos pedalando numa bicicleta ergométrica. Se você precisa passar muito tempo sentado, faça pausas regulares: saia do escritório para caminhar alguns minutos; se estiver em casa, ponha a roupa no varal, areie a banheira, limpe os ladrilhos. Em resumo, sempre alterne um período em posição imóvel e uma atividade física. Esses gestos simples aumentam significativamente o tempo de vida com boa saúde. O estudo que evidenciou essa correlação foi realizado nos Estados Unidos, onde é comum as pessoas verem TV semideitadas no sofá. Os pesquisadores enfatizaram que em posição sentada os músculos das pernas e das coxas ficam inativos, contribuindo para o desarranjo do metabolismo dos açúcares e das gorduras no sangue.

Para tentar compreender a ligação entre câncer de cólon e posição sentada prolongada, os cientistas australianos estudaram os mecanismos fisiológicos gerados por essa posição. Está evidente que o sedentarismo é um fator que aumenta a glicemia (taxa de açúcar no sangue) e a taxa de moléculas inflamatórias circulantes. Além disso, o sedentarismo é um fator conhecido de aumento da sobrecarga ponderal – fator de risco independente do câncer. A obesidade provoca um aumento diário do consumo de alimentos. Quem come três ou quatro vezes a quantidade necessária para o organismo evidentemente absorve mais pesticidas e produtos químicos contidos em certos alimentos. As normas de tolerância desses produtos tóxicos são concebidas para quantidades que eu qualificaria de normais. Em contrapartida, uma dose alta demais pode funcionar como veneno. O corpo humano não está previsto para desintoxicar os alimentos em excesso.

Nesse caso, os filtros naturais, que são os rins e o fígado, ficam sobrecarregados. Basta observar o número de indivíduos que na ecografia apresentam fígado gordo. É exatamente como nos gansos e nos patos: o fígado sobrecarregado por todos esses excessos não atende mais à demanda.

Refluxo gastroesofágico

O refluxo gastroesofágico (RGE) atinge um bom número de franceses. Consiste em retornos ácidos ao longo do esôfago, às vezes até a garganta, que ocorrem após as refeições, principalmente em posição deitada. Fisiologicamente, o RGE se deve à má circulação do bolo alimentar. Quando você come, o conteúdo dos alimentos vai descer ao longo do esôfago e depois chegar a uma espécie de "músculo-pedágio" (o cárdia). Esse músculo, que separa o esôfago do estômago, vai se abrir para deixar passar os alimentos e depois volta a fechar-se. No RGE, esse esfíncter não é suficientemente tônico para se fechar completamente e deixa "subir" partículas alimentares ácidas provenientes do estômago. Se você tem refluxo, evidentemente deve consultar um médico, pois um tratamento pode acabar com ele. Mesmo assim, alguns gestos higiênico-dietéticos simples poderão prevenir e moderar esse distúrbio muito desagradável:

- Não corra para a cama logo depois de comer. Use um segundo travesseiro para erguer a parte alta do seu corpo.
- Coma em pequenas quantidades.
- Controle seu peso.
- Elimine o fumo e o álcool.
- Evite alimentos condimentados, cebola, gordura etc.

Hérnia de hiato

Um terço dos franceses tem hérnia de hiato. Essa hérnia é uma pequena parte do estômago que passa por cima do diafragma, provocando refluxos ácidos e eructações frequentes. Existem recursos simples e práticos que podem contribuir eficazmente para reduzir ou eliminar os sintomas sem o uso de medicamentos tradicionais que, além de possíveis efeitos secundários, têm o inconveniente de precisar ser tomados o ano todo.

Em primeiro lugar, é absolutamente necessário não beber ou comer alimentos muito quentes. Aliás, recomendo isso independentemente de problemas de hérnia de hiato. Bebidas quentes demais aumentam o risco de câncer de esôfago. Um estudo realizado na China demonstrou claramente que beber chá muito quente majora a frequência desse câncer. Há outros elementos que podem causá-lo, como o fumo e o álcool, mas está provado que a temperatura excessivamente alta de bebidas ou alimentos está entre os riscos reais. Assim, uma bebida saudável, como o chá verde, pode tornar-se nociva para a saúde se for consumida muito quente. Esse é um ponto-chave da nutrição e da segurança alimentar. Tudo é questão de temperatura e de modo de preparar.

A propósito, com relação a bebidas quentes há um pequeno paradoxo. Muitos viajantes observaram que os nômades do deserto bebem chá quente para se refrescarem. De fato, quando a temperatura sobe, transpiramos para evaporar água, o que esfria o corpo. Com bebida fria forçamos o corpo a produzir energia para aquecer-se. De imediato isso causa uma sensação de frescor, mas em seguida sentimos calor. Ao contrário, um chá morno produz uma sensação de frescor duradoura.

Quanto à hérnia de hiato, ingerir bebida quente demais leva a engolir muito ar para refrescar o líquido. Em seguida, o ar engolido em excesso pressiona o estômago, favorecendo os refluxos ácidos e as eructações. Outros conselhos para evitar uma ingestão excessiva de ar: não andar e comer ao mesmo tempo, não comer discutindo, não mascar chiclete, não beber por um canudinho nem diretamente no gargalo. Evidentemente, comer o mais lentamente possível e com a boca fechada.

Gases

Nada é mais desagradável do que aqueles momentos, depois de uma refeição ou no fim do dia, em que você constata que sua barriga triplicou de volume, está dolorida, e você tem a impressão de que vai parir um elefante. Todos nós algum dia já sentimos esses gases, que geralmente desaparecem depois de algumas horas. Em linguagem médica isso se chama colonopatia funcional. O cólon, que tem a função de transportar as sobras de alimentos até a "saída", infla-se de ar, torna-se preguiçoso e funciona em marcha lenta, quase sempre provocando uma constipação. Entretanto, muitos médicos lhe dirão que não se trata de uma "verdadeira" doença e que uma simples modificação de algumas regras alimentares é suficiente para evitar esse distúrbio: é preciso dar preferência a um regime rico em fibras e beber muita água. As fibras não são assimiláveis pelo organismo; por isso, atravessam o aparelho digestório e carregam com elas o resto dos alimentos, facilitando a digestão. Para ser eficazes precisam inchar; daí a importância de beber pelo menos 1,5 litro de água fora das refeições, mas também durante elas. Além disso, é primordial comer lentamente e com tranquilidade. Todos já notamos que digerimos menos bem depois de uma refeição animada, barulhenta ou ingerida muito depressa.

Fibras

Uma grande quantidade de alimentos contém fibras:
• Cereais (pão, arroz, trigo, sêmola etc.)
• Leguminosas (feijões secos, lentilha, grão-de-bico etc.)
• Legumes (feijões verdes, espinafre, aspargo, aipo, funcho, alcachofra etc.)
• Todas as frutas
• Os complementos alimentares (carvão, argila etc.) e os probióticos também são eficazes num regime rico em fibras

- ALERGIAS

As alergias atingem hoje uma parcela cada vez maior da população e tornam-se um verdadeiro problema de saúde pública. Estima-se em mais de 20 milhões o número de franceses portadores de uma alergia, o que é considerável. Elas duplicaram em 20 anos e a curva continua a subir ano a ano. Os efeitos são múltiplos: desde a coceirinha até a asma, desde o espirro até o edema de Quincke, que pode levar à morte. Por que as alergias estão aumentando verticalmente? Há alguma coisa a fazer para prevenir e diminuir esse fenômeno?

Vacas e ar livre

Alguns livros de história contam que antigamente, em certas famílias abastadas, os bebês ao nascer eram mandados para a casa de uma ama de leite no campo. Voltavam para o lar bem mais tarde, limpos, sabendo falar e andar. Posteriormente, no século XIX, a região francesa de Morvan, com suas famosas amas, tornou-se a capital da amamentação. Conhecidas como boas amamentadoras, essas mulheres acolheram milhares de bebês enviados pela Assistência Pública de Paris. Estima-se que assim cerca de 50 mil crianças foram alojadas em Morvan, que os habitantes chamavam de "pequena Paris". As amas provinham de famílias modestas que haviam se empobrecido ainda mais com a Revolução Industrial. Foi assim que o escritor Jean Genet viveu até os 13 anos de idade em uma dessas famílias. A fama das amas de leite de Morvan era tão grande que Napoleão I, a conselho de seu médico, escolheu uma delas para amamentar seu filho Napoleão II, rei de Roma. Mais tarde, o presidente Félix Faure fez a mesma coisa. Quando voltavam para sua terra, essas amas levavam consigo dinheiro suficiente para comprarem uma casa, que os habitantes chamavam de "casas de leite". Ainda que a prática de mandar as crianças para o campo fosse muito criticável no plano das relações afetivas, talvez os antigos involuntariamente tivessem descoberto o primeiro método eficaz de prevenção contra as alergias.

De fato, uma equipe de pesquisadores alemães fez recentemente uma descoberta apaixonante. Eles compararam vários milhares de crianças que viviam no campo e um grupo de crianças que moravam na cidade. São dois ambientes completamente diferentes. No primeiro caso, a vida no campo implica contato diário com todos os animais: vacas, porcos, galinhas etc. No outro caso, o universo é muito mais esterilizado. Os resultados demonstraram claramente que as crianças que ha-

---

O melhor amigo do homem

Nessa mesma linha, devem ser citados estudos recentes sobre as relações entre a presença de um cachorro na casa da família e a asma infantil. O cão teria um possível efeito preventivo sobre o aparecimento da asma. Parece que os micróbios naturalmente presentes nele agem contra o vírus respiratório sincicial ligado à manifestação das crises de asma na criança. Os trabalhos científicos estudaram camundongos expostos à poeira de casas nas quais havia cachorro; verificou-se que eles estão protegidos contra esse vírus. As pesquisas partiram da constatação empírica de que as crianças que viviam em contato com cães desenvolviam menos asma. Isso porque o contato precoce com esse animal durante a infância estimula positivamente as defesas imunitárias.

viam crescido no campo desenvolviam muito menos alergias do que as crianças das cidades, com redução de 51% do risco de asma e 76% do risco de alergia. É possível que o contato precoce com todos os micróbios do campo seja o que faz a diferença. De fato, há no meio rural uma imensa diversidade de fungos, bactérias e toda espécie de micro-organismos que teriam um efeito imunitário benéfico já no início da vida. Está evidente que o efeito preventivo desse contato com os animais do campo durante a infância continua na idade adulta.

Beijo e alergia: eu te amo, eu não...

Uma alergia pode ser transmitida por um beijo. Se você é alérgico a amendoins e seu parceiro acaba de consumi-los, você pode desenvolver uma alergia grave, por causa das partículas desse alimento que serão transmitidas na troca de salivas. Ela pode ir de uma simples coceira até o temível edema de Quincke, que chega a comprometer o prognóstico vital. É um enredo ideal para um romance policial que se chamaria "O beijo que mata". Mas nem tudo está perdido, longe disso! Basta lembrar os surpreendentes trabalhos do professor Kimata, no Japão (Kimata, 2006), demonstrando que os beijos prolongados de um casal provocavam uma diminuição das alergias. Para isso ele estudou 24 casais em que um dos parceiros apresentava um eczema moderado. Pediu-lhes que se beijassem livremente e o mais frequentemente possível durante 30 minutos. Logo antes de começar e logo depois dos 30 minutos, fez coletas de sangue para medir as constantes biológicas (Ige) que atuam nas alergias. Os resultados mostraram uma redução do eczema nos indivíduos portadores e uma diminuição do critério biológico sanguíneo da alergia estudada.

CAPÍTULO 5

COMBATER AS DOENÇAS INFECCIOSAS E PROTEGER OS FILHOS

"Não subestime os adversários pequenos: um leão você vê, um vírus não."

Anônimo

Infecção: um termo banal, que empregamos diariamente. É a invasão de um organismo vivo por micróbios, que podem ser de origem diversa: vírus, bactérias, fungos etc. Essa invasão pode causar uma doença; por isso os agentes são chamados de "patogênicos". Uma infecção pode ser exógena (é o meio ambiente que traz os germes), endógena (é o indivíduo que produz os germes), nosocomial (o paciente desenvolve uma infecção decorrente de sua hospitalização) ou ainda oportunista (a infecção desenvolve-se num indivíduo sadio, mas não provoca doença enquanto o organismo se defender bem). É importante não esquecer que uma infecção se desenvolve com mais frequência no indivíduo cujas defesas imunitárias estiverem enfraquecidas. Usando uma metáfora guerreira, se você for atacado por inimigos e seu castelo não estiver bem protegido, você corre o risco de ser invadido rapidamente. Este capítulo, como os anteriores, não pretende minimizar a gravidade de uma doença infecciosa e sim dar-lhe conselhos preventivos a fim de fortalecer seu organismo. Um corpo bem cuidado resiste naturalmente a mais patologias.

- HIGIENE DIÁRIA: NEM DEMAIS NEM DE MENOS

Os excessos de higiene e de antibióticos na primeira infância estariam relacionados com a rápida progressão das alergias (ver capítulo anterior)? Será possível que o mundo ultraestéril em que vivemos contribua para as doenças autoimunes, inflamatórias, infecciosas?

Reflexos nos quais nem sempre pensamos

Evidentemente, uma boa higiene é essencial para evitar que desenvolvamos inutilmente um grande número de infecções ao longo do ano. Portanto, é preciso pensar em adquirir os bons reflexos diários. Em um livro anterior[1], lembrei a importância das regras básicas, que infelizmente muitas vezes são esquecidas, porque a higiene não mais – ou só raramente – é ensinada na escola, nem na faculdade de medicina, nem mesmo de mãe para filho. Entretanto ela funciona muito bem! Vou citar alguns exemplos:

- O simples fato de lavar as mãos antes de sentar à mesa e depois de usar o banheiro reduz em 20% as infecções respiratórias e digestórias.
- Abaixar a tampa do vaso sanitário antes de apertar a descarga evita o efeito aerossol pelo qual os germes acham o caminho para os pulmões.
- Trocar regularmente o travesseiro é importante, porque depois de dois anos 10% do peso dele corresponde a ácaros mortos ou a dejetos de ácaros.
- Lavar a geladeira duas vezes por mês é elementar, devido ao risco de desenvolvimento microbiano – como a temível *Lis-*

---

1. Frédéric Saldmann. *On s'en lave les mains*. Paris: Flammarion, 2007.

teria, que se desenvolve justamente em atmosferas frias e úmidas a 4 graus.

- Congelar o peixe que será consumido cru elimina o *Anisakis*, um parasita que pode causar perfuração intestinal; igualmente, congelar a carne bovina para bife tártaro evita que se contraia o verme comumente chamado de "solitária", como 100 mil franceses por ano.
- É preciso saber também que certos alimentos não se conservam, como todas as carnes e peixes ao modo tártaro e a maionese fresca.
- Lembre que o que serve para limpar pode mostrar-se um temível vetor de sujeira. Assim, a esponja pode tornar-se um esconderijo para micróbios, se não for regularmente passada em água sanitária antes de secar. Os panos de prato devem ser lavados sempre que possível a 60 graus e nunca ser reutilizados se estiverem úmidos.
- Uma toalha de banho não deve ser usada pela família inteira: compartilhar a toalha compartilha ao mesmo tempo

---

A lavagem de mãos que afasta os maus sentimentos

Lavar as mãos pode assumir uma dimensão simbólica e psicológica. Esse gesto afastaria os maus sentimentos, as dúvidas e os pensamentos negativos. Foi o que constatou o professor Spike Lee (Lee *et al.*, 2010), nos Estados Unidos, entrevistando pessoas que haviam lavado as mãos. Penso que esse continua a ser um gesto higiênico eficaz para premunir-se contra um grande número de doenças infecciosas e contra uma eventual transmissão a terceiros. Se for possível eliminar ao mesmo tempo os micróbios e os maus pensamentos, mais uma razão para diariamente não esquecer esse gesto saudável!

os micróbios. Do mesmo modo, veja se a sua está seca antes de utilizá-la. Se ainda estiver úmida, coloque-a sem hesitar junto com a roupa para lavar. Isso porque uma toalha úmida é um meio de cultura perfeito para o desenvolvimento de micróbios; em 24 horas eles têm tempo de sobra para se multiplicarem. Resultado: quando acabar de enxugar-se você terá espalhado sobre si colônias de micróbios que se desenvolverão em seu corpo, com grande preferência pelas dobras, favorecendo em seguida vermelhidões e infecções. A luva ou esponja de banho deve ser usada uma vez e depois lavada. Do contrário, na segunda vez ela servirá para espalhar a sujeira pelo corpo.

• Recomendo lavar os lençóis pelo menos uma vez por semana. Pense também em trocar regularmente a escova de dentes, principalmente depois de uma gripe ou de uma angina, para não se reinocular e ficar arrastando infecções que nunca têm fim. Para economizar escova de dentes, aconselho a simplesmente colocá-la regularmente na lava-louças com o detergente habitual. Um estudo científico mostrou que esse método elimina totalmente os micróbios presentes. Afinal de contas, todo dia lavamos nossos pratos; então por que não lavar também a escova de dentes?

• Quanto aos pratos que não forem imediatamente para a lava-louças, passe-os numa solução de água e um pouco de água sanitária, para barrar os caldos de cultura que estão esperando para se desenvolver na cozinha.

• Pense também em inspecionar com uma esponja e água sanitária as juntas de borracha de sua lava-louças, que muitas vezes estão contaminadas por fungos.

• Evidentemente, você não esquecerá de fazer regularmente uma pequena limpeza nos objetos do cotidiano, como o controle remoto da TV, o interruptor do abajur de cabeceira, o celular, os óculos, o relógio de pulso etc. Saber que 92% dos celulares estão cobertos de micróbios, dos quais 16% são bactérias fecais, é um bom motivo para limpá-los e, de qualquer modo, para evitar emprestá-los e assim trocar micróbios... e talvez também para reduzir a fatura telefônica.

Lavar-se no sentido certo

Para lavar-se corretamente, deve-se sempre começar indo de cima para baixo. A razão é simples. É melhor começar pelas áreas mais limpas e terminar nas mais sujas, como os pés, para não transportar no sabonete germes dos pés e das nádegas para o rosto. Essa ordem também dá um sentido mais lógico ao escoamento da água. Tratando de detalhes mais íntimos, muitas vaginites poderiam ser evitadas enxugando-se as nádegas não em vaivém na direção do ânus para a vagina e sim do ânus para as costas, a fim de evitar a migração de micróbios da margem anal para a vagina. Tudo isso parece lógico, entretanto...

Girar a xícara

Se você estiver num café de higiene duvidosa e acaba de observar o empregado lavar muito sumariamente as xícaras, passando-as por um segundo e viradas para baixo num fiozinho de água, ficará enojado; e isso parece ser frequente. Há doenças que podem transmitir-se por simples contato. Beber logo depois de alguém que tem um herpes labial ou uma gastroenterite não é recomendável. Na dúvida, um gesto simples reduz os riscos de transmissão: em vez de pegar a xícara com a alça à direita, gire-a e coloque a alça à esquerda. Como todos seguram a xícara com a alça à direita, você beberá seu café pelo lado onde ninguém bebe.

- EXCESSO DE HIGIENE MATA A HIGIENE?

Encontrar o justo equilíbrio

É evidente que os avanços em matéria de limpeza contribuíram espetacularmente para reduzir a frequência das infecções e prolongar a esperança de vida. Mas às vezes o demais pode ser inimigo do melhor. O excesso de higiene acaba com a higiene, e a grande dificuldade é achar o meio-termo exato entre as regras básicas necessárias e uma higiene patológica. Vou começar com um exemplo expressivo: produtos antissépticos ou sabonete nunca devem ser usados para higienizar a vagina. Esses produtos vão literalmente quebrar o equilíbrio biológico interno da flora e provocar o inverso do esperado, como vaginites recorrentes. É preciso não esquecer que a vagina é comparável a um "forno autolimpante" e não precisa de produtos especiais para seu cuidado íntimo. Nessa mesma linha, o excesso de antibióticos, quando não são necessários, pode causar a seleção de cepas resistentes e quebrar o equilíbrio da flora intestinal. A noção de ecologia microbiana é essencial. O corpo humano é portador de milhões de germes que formam um equilíbrio estável. Tanto quanto possível, é preciso manter esse equilíbrio frágil.

Entretanto, numerosas pesquisas sobre as estranhas ligações entre certos micróbios e a asma levantam questões. O exemplo da úlcera gástrica é particularmente expressivo. Quando eu era estudante de medicina, a úlcera gástrica era considerada uma doença psicossomática causada por um estresse excessivo e que, além disso, tinha complicações temíveis, como uma perfuração gástrica com hemorragia ou uma peritonite. Muitos pacientes sofriam intervenções cirúrgicas com ablação do estômago, o que dificultava muito o restante de suas vidas, obrigando-os a comer quantidades mínimas em cada refeição. Entretanto, o tratamento existia, sem que se soubesse que era possível prescrevê-lo. De fato, muitos anos depois, um pesquisador descobriu que a úlcera gástrica simplesmente estava ligada a uma bactéria, a *Helicobacter pylori*. Era possível livrar-se dela com um tratamento antibiótico. Mas acontece que trabalhos científicos recentes vieram instaurar confusão, pois evidenciaram que a presença de *Helicobacter pylori* reduz a frequência de asma em pacientes portadores...

Através dos resultados desses estudos entrevemos as grandes dificuldades das relações entre higiene, sistema imunitário e alergias. O organismo precisa "afiar os dentes", entrando progressivamente em contato com diferentes micróbios para construir uma imunidade sólida; mas, ao mesmo tempo, é imperativo protegê-lo dos agentes infecciosos excessivamente perigosos. O limite entre o manejo dos micróbios ou dos tóxicos e a boa saúde não é tão simples. Assim, a toxina botulínica utilizada para alisar rugas ou para diminuir alguns espasmos é também um veneno que pode matar...

Benefícios do espirro

A pessoa que acaba de espirrar ou de tossir nas próprias mãos acaba de cobri-las de vírus. Logo em seguida, ao apertar a mão dos que a cercam, também poderá estar contaminando-os, tudo isso num contexto de polidez irrepreensível. O reflexo correto é espirrar ou tossir na manga da roupa ou utilizar lenço descartável. Na prática, espirrar pode ser um vetor para propagar os vírus de uma pessoa resfriada, e isso a mais de 200 km/h. É um meio rápido de difusão das doenças virais.

Quando alguém espirra, é comum os que estão próximos interpretarem esse fenômeno como negativo. Os "saúde!", "agasalhe-se bem" e "cuidado!" são habituais. Na verdade, novos trabalhos científicos evidenciaram que espirrar é muito bom para a saúde. O espirro expulsa os micróbios que se acumulam nas fossas nasais. A expiração violenta do ar reestimula o muco nasal encarregado de eliminar bactérias, vírus e resíduos de poluição urbana. É como um sistema de ventilação e purificação do ar que se instala. Portanto, não hesite em utilizar esse sistema totalmente saudável, expulsando seus miasmas num lenço e lavando as mãos em seguida.

O espirro ao longo das idades e das culturas

Na Idade Média, muitos acreditavam que durante um espirro o diabo podia entrar pela boca; daí o uso da mão como proteção. O costume atravessou os séculos. De uma cultura para outra o espirro assume significações muito diferentes: para os japoneses, se você espirrar uma vez, significa que alguém está falando bem de você; duas vezes, estão falando mal de você; três vezes, quem está falando de você é alguém apaixonado; mais do que três, você está resfriado.

- BEIJOS QUE VACINAM

O segredo da saliva

A saliva que duas pessoas trocam num beijo tem propriedades específicas, recentemente descobertas. Ela contém a proteína SLPI. Esse componente da saliva tem efeitos biológicos poderosos, que combatem os micróbios, as micoses e alguns vírus. Tais dados podem explicar por que a transmissão do vírus da aids pela boca é extremamente rara. A SLPI também auxilia a cicatrização dos tecidos, com efeitos anti-inflamatórios. Uma equipe de pesquisadores nos Estados Unidos aplicou essa famosa proteína na pele de camundongos que apresentavam ferimentos. Quarenta e oito horas depois os camundongos estavam curados. Talvez esteja aí a explicação para a atitude dos animais que lambem suas feridas e das crianças que pedem aos pais que beijem seus machucadinhos para sararem logo... Os beijos também vão dar aos dois parceiros um bônus de saliva, favorecendo a neutralização dos ácidos, o combate à placa dentária e às cáries, expulsando as partículas alimentares residuais. O afluxo de saliva potencializa a proteína antibacteriana, o que é excelente para os dentes.

A monogamia transitória recompensada

Pela troca de saliva entre os namorados, os beijos no início da relação amorosa evitam que a futura mamãe um dia transmita a seu bebê uma doença viral perigosa. Ao ser beijada, ela se imuniza contra os citomegalovírus. Esse vírus é contraído através do beijo. Quase sempre a doença passa desapercebida, desaparecendo espontaneamente e sem sequelas. Quando muito, a pessoa sente fadiga, alguma dor no corpo e febre baixa, que ela atribuirá a uma gripe passageira. Em contrapartida, graças a esse contato viral a mulher está permanentemente imunizada contra os citomegalovírus. É importante adquirir uma boa proteção, porque essa doença, benigna para o adulto, é perigosa para o feto, com possibilidade de grave retardamento mental, surdez e danos ao fígado. A imunidade ótima dá-se cerca de seis meses depois do primeiro beijo, mas há um pequeno senão. Existem diversas cepas desse vírus; portanto, a mulher só estará protegida contra uma única, aquela que seu parceiro inicial lhe transmitiu. Em resumo, cada homem apresenta uma cepa específica do vírus. Essa constatação incentiva a monogamia nos seis meses anteriores à concepção de um bebê. Entretanto, é preciso observar que uma jovem que houver trocado um grande número de beijos com múltiplos parceiros estará imunizada contra um grande número de cepas do vírus. Essas constatações médicas mostram o poder dos beijos como potencializadores da imunidade, devido à troca de saliva entre os parceiros.

- Proteger os filhos

Amamentação: benéfica para a criança e para a mãe

Mães e futuras mamães que estão me lendo, saibam que a intenção deste item não é de modo algum culpabilizá-las. Amamentar é uma opção e, seja por razões médicas ou pessoais, você tem toda a liberdade de não amamentar seu filho. Se trato da amamentação aqui, é porque ela é extremamente benéfica para a saúde, e não apenas a da criança. Costuma-se lembrar todas suas vantagens para o bebê, mas esquecer todos os pontos fortes para a mãe. É surpreendente constatar a que ponto a amamentação atua em termos de prevenção e de saúde. Ela reduz os riscos de câncer de ovário, de útero e de mama. Também protege contra a osteoporose. Uma equipe norueguesa estudou 5 mil mulheres entre 50 e 94 anos de idade, por um período de 15 anos. Esse estudo demonstrou que as mulheres que haviam amamentado apresentavam duas vezes menos risco de fratura do colo do fêmur do que aquelas que não haviam amamentado. Constatou também que a amamentação reduz a necessidade de insulina nas mães diabéticas. Além disso, como age bloqueando a ovulação, evidentemente contribui para preservar melhor o precioso estoque de ovócitos e assim talvez retardar a idade da menopausa (ver o quadro seguinte).

O tempo de lactação varia muito, dependendo do país e da cultura. Na França, as mulheres amamentam em média 10 semanas, contra até dois anos na África e sete anos entre os inuítes. Então, considerando os muitos efeitos positivos, e se for possível, por que não prolongar o tempo de amamentação? É possível amamentar sem ter havido gravidez? E se a amamentação se tornasse um fator de prevenção e de saúde por inteiro?

É totalmente possível amamentar sem ter estado grávida. Isso pode interessar, por exemplo, às mulheres que adotam ou que, por motivo de infertilidade, recorrem à gestação por substituição. É preciso saber que os dois hormônios-chave que ativam a amamentação – prolactina e ocitocina – podem ser estimulados independentemente de gravidez. É a hipófise, situada no cérebro, que controla a produção desses hormônios, e não os ovários, como se poderia pensar. Portanto, é uma questão de simples estimulação mecânica do mamilo que desencadeia o afluxo do leite. Esse trabalho de estimulação do mamilo, que o lactente faz instintivamente, pode ser feito mecanicamente, sem ocorrência de gravidez. Na prática, para chegar a esse resultado é preciso produzir mecanicamente cerca de 12 estimulações por dia, o que uma bomba tira-leite poderia fazer.

Retardar a menopausa

No decorrer da vida de uma mulher, o número de ovócitos (células sexuais femininas que possibilitam a reprodução) vai diminuindo ano a ano; evidentemente, toda economia é válida. A menopausa corresponde ao fim do estoque de ovócitos ovarianos. A idade média em que ocorre é 50 anos, mas de uma mulher para outra há desvios importantes, entre 45 e 55 anos. Numerosos fatores atuam para explicar um desvio de idade que pode chegar a 10 anos. Evidentemente, é preciso fazer tudo para retardar a menopausa o mais possível, pois é acompanhada de numerosos elementos negativos, como aumento dos riscos cardiovasculares, do risco de osteoporose, de problemas cutâneos que correspondem globalmente a uma aceleração do envelhecimento. Existem fatores étnicos; por exemplo, as mulheres japonesas são beneficiadas com uma menopausa mais tardia. Mas há outros fatores não genéticos, sobre os quais é possível agir. Em um livro anterior[2], destaquei a ligação entre a taxa de colesterol, a pressão arterial, o fumo e a idade de aparecimento da menopausa. Modificando alguns parâmetros, pode-se chegar a retardá-la até sete anos. A razão é simples: os vasos que irrigam os ovários são finos e sensíveis às alterações que os tornam menos eficientes para irrigação dos tecidos. Essas alterações precipitam a baixa do estoque ovariano.

---

2. Frédéric Saldmann. *La Vie et le Temps*. Paris: Flammarion, 2011.

Deve-se destacar que o leite de uma mulher que amamenta um lactente de 18 meses é tão rico quanto o de uma que amamenta um bebê de três meses. Alguns estudos tendem mesmo a mostrar que seria um pouco mais rico. Um grupo de pesquisadores israelenses comparou o leite de mulheres que amamentaram de dois a seis meses com o de mulheres que amamentaram de 12 a 39 meses. No primeiro grupo, o teor médio de gorduras no leite era de 7% contra 11% no segundo grupo. Um litro de leite das mulheres do grupo 1 correspondia a 740 calorias contra 880 calorias no grupo 2. Para a mãe, o gasto energético para produzir um litro de leite situa-se entre 740 e 880 calorias, o que é considerável.

Além de ser benéfica para a criança porque fortalece sua imunidade, a amamentação também tem impacto em sua saúde futura. Estudos científicos demonstraram que as alergias, por exemplo, a febre do feno, eram menos frequentes em crianças que haviam sido amamentadas durante mais de seis meses. O risco alérgico era 29% menor com uma amamentação entre seis e 12 meses, e 64% menor com uma amamentação superior a um ano.

A mãe também se beneficia com o prolongamento da amamentação, que reduz o risco de desenvolver diabetes tipo 2. Trabalhos científicos mostraram que as mulheres que haviam amamentado no mínimo durante um ano apresentavam 15% menos risco de diabetes do que as que nunca haviam amamentado. Além disso, cada ano suplementar de amamentação diminui 15% do risco. Em outras palavras, após dois anos de amamentação o risco de a mãe desenvolver diabetes no restante de sua vida é 30% menor, o que é considerável quando se leva em conta a frequência dessa afecção na maturidade. Portanto, está evidente que o aleitamento materno desencadeia um círculo virtuoso tanto para a mãe como para a criança. Além disso, a perda de peso será mais rápida depois dos seis primeiros meses do pós-parto. Entretanto, é preciso estar atento e supervisionar a mãe que amamenta por um longo período, para ter certeza de que ela não está desenvolvendo carências. Se for o caso, o médico verificará os aportes alimentares e, se necessário, poderá prescrever complementos alimentares adequados.

Todo ano são publicados estudos que destacam novas vantagens da amamentação, principalmente por longos períodos. Considerá-la como uma abordagem de prevenção e de saúde tanto para a mãe como para a criança é uma nova dimensão médica.

Quanto à amamentação provocada independentemente de gravidez, é uma nova via de pesquisa que se abre. Se levarmos mais longe o raciocínio, o que resultaria de uma lactação diária durante um ano, com tira-leite, para uma mulher fora de um contexto materno? Certamente esse é um tabu profundo, mas que mereceria reflexão. Qual seria o impacto sobre o peso, sobre o risco de diabetes, sobre a frequência de câncer ginecológico?

Contrair toxoplasmose

A toxoplasmose é uma doença arrolada entre as zoonoses. Zoonoses são afecções transmitidas ao homem pelos animais. No caso da toxoplasmose, esses animais são principalmente os gatos (que, por sua vez, frequentemente são contaminados ao comer ratos), mas também os carneiros (dois terços deles), os porcos (um quarto) e os bovinos, em número menor. Por meio de testes de laboratório é possível saber se um gato é portador da doença – o que tem sua importância, pois geralmente essa positividade não é acompanhada de sintomas específicos. O homem é contaminado vivendo em contato com gatos ou consumindo carne crua ou pouco cozida. No adulto, a doença não apresenta gravidade. Assemelha-se a uma gripe comum, com um pouco de febre, dores musculares passageiras, fadiga e alguns gânglios. Sem nenhum tratamento, em uma semana tudo volta ao normal espontaneamente. Em alguns casos, a pessoa não apresenta nenhum sintoma e a doença passa totalmente desapercebida.

O único risco dessa doença envolve a mulher grávida. Se uma futura mamãe contrair toxoplasmose durante a gravidez, coloca em perigo o feto: ele poderá ser vítima de uma toxoplasmose congênita, cujas complicações neurológicas e oculares são temíveis, podendo chegar à cegueira. A futura mamãe que apresentar sorologia negativa no início da gravidez deverá fazer controle sanguíneo regular e seguir vários conselhos:

• manter distância de gatos;
• evitar carne de carneiro;
• consumir todas as carnes muito bem cozidas;
• lavar cuidadosamente frutas e verduras, inclusive as saladas pré-preparadas;
• não manipular terra nem praticar jardinagem.

Quando, por um simples exame de sangue, a mulher constatar que nunca teve toxoplasmose, é aconselhável – enquanto está sob contracepção ou tem certeza de não estar grávida – que se exponha a essa doença, brincando com gatos ou consumindo perna de carneiro bem rosada, por exemplo. Assim, contraindo essa doença benigna ela terá protegido seu bebê quando planejar uma gravidez. Infelizmente, quase sempre o primeiro teste sorológico para toxoplasmose é feito no início da gravidez, e então será preciso recorrer a todos os meios para proteger-se da doença.

- Órgãos não tão inúteis assim

Amídalas, apêndice

É verdade, podemos viver sem eles. Já ouvi muitas vezes essa reflexão, depois da ablação do apêndice ou das amídalas. Em alguns casos, a única opção é retirar cirurgicamente esses órgãos, porque, infectados, podem pôr a vida em perigo. Mas hoje as coisas mudaram. Os médicos pesam seriamente os prós e os contras antes de instalar um paciente no centro cirúrgico. Quanto ao apêndice, os avanços dos exames de imagem e da ecografia *scanner* agora permitem que se evitem operações inúteis. Quanto às amídalas, os tratamentos médicos sempre são colocados na primeira linha antes de se pensar em operações que já não são sistemáticas ante a menor angina, como antigamente.

A diferença é que hoje se sabe que esses órgãos têm um papel ativo na luta do organismo contra as infecções. As amídalas atuam na defesa imunitária. Situadas logo na entrada das vias aéreas e digestórias, são um posto avançado no combate aos micróbios. Se forem retiradas, as células imunocompetentes evidentemente continuarão a ser produzidas em outros órgãos, como os gânglios e a medula.

Na França, o número de operações de apendicite caiu de 300 mil para 83 mil em 20 anos. Dois fatores contribuem para explicar esses números: meios diagnósticos mais precisos, mas também melhor compreensão da função desse órgão, que não é mais visto como uma excrescência inútil. Alguns pesquisadores evidenciaram que ele pode atuar como uma reserva de bactérias úteis, capazes de recolonizar o intestino depois de diarreias importantes, e também contribuir na produção de células imunocompetentes para proteger de infecções. Há pouco tempo, a equipe do professor Rodney Manson, nos Estados Unidos, começou a testar um tratamento com antibióticos contra a apendicite, o que abre um novo caminho de pesquisa para a abordagem dessa afecção.

O poder sutil dos pelos

Em nossa sociedade atual, os pelos já não são bem cotados. Cada vez menos homens portam barba ou bigode e as mulheres utilizam com frequência cremes depilatórios, as depilações definitivas ou semidefinitivas, o laser, a cera etc.; tudo é mobilizado para combatê-los. Entretanto, descobertas recentes revelaram uma utilidade dos pelos, desconhecida até agora. O estudo mostrou que eles contribuem para combater parasitas, como percevejos, freando o avanço deles na pele; e os intrusos são detectados mais rapidamente do que na pele glabra, permitindo que a vítima os elimine facilmente. Talvez seja por isso que os humanos são os únicos primatas atacados pelas pulgas...

- O OLHAR QUE PROTEGE

Muitas pessoas sentem medo de ter contato com doentes. O medo da doença e de ser contaminadas afasta-as. Como médico, muitas vezes me fizeram esta pergunta: como é possível que vocês, médicos, que o tempo todo estão em contato com doentes, não acabem pegando todos esses micróbios? O fato de estar bem vacinado contra a gripe, as hepatites e outras doenças não explica tudo. Um estudo recente, realizado por uma brilhante equipe de pesquisadores canadenses, subverte as ideias correntes.

Olhar doentes potencializa o sistema imunitário

Esses pesquisadores descobriram que, quando os voluntários olhavam durante 10 minutos fotos desagradáveis de pessoas doentes, suas defesas imunitárias se tornavam mais eficientes. As fotos mostravam pessoas sofrendo de doenças infecciosas graves, com tosse produtiva, coriza espessa, espinhas purulentas, pústulas e toda espécie de manifestações infecciosas muito evidentes. Em seguida, os cientistas colheram sangue desses indivíduos e expuseram-no a agentes infecciosos. As análises mostraram que aqueles que haviam olhado as fotos produziram, a partir de seus glóbulos brancos, um quarto a mais de citocinas – elementos que atuam na qualidade da resposta imunitária. Na prática, seu sistema imunitário ficava mais estimulado para responder aos agentes infecciosos.

Outros trabalhos realizados partiram da hipótese de que na verdade o que potencializava o sistema imunitário era a estimulação, independentemente do agente utilizado. Os pesquisadores apresentaram fotos de homens ameaçadores portando armas. Os resultados não mostraram diferenças significativas em termos de imunidade. Em todo caso, esse estudo surpreendente pode mudar a atitude de algumas pessoas que tendem a fugir de doentes como se eles estivessem com a peste.

CAPÍTULO 6
•
CONHECER OS GESTOS QUE SALVAM E QUE TRATAM

"A verdadeira liberdade é poder tudo sobre si."
Montaigne

Para um grande número de sintomas existem soluções simples e manuais para tratar e curar sem recorrer a moléculas químicas. Basta ativar pontos anatômicos precisos do corpo para estimular reações fisiológicas. A ideia de tratar-se manualmente me veio pelo estudo da cardiologia. Numa disciplina tão rigorosa, acontece-nos tratar dos pacientes com as mãos nuas, como no caso da massagem cardíaca. Esse é um dos gestos mais belos da cardiologia. Pense que, exercendo regularmente uma pressão sobre um lugar do peito, você pode devolver vida a uma pessoa que alguns instantes antes estava morta. Também é possível tratar doenças cardíacas com os dedos. Vi isso pela primeira vez quando era estudante de medicina. O paciente era um rapaz de 16 anos que apresentava a síndrome de Bouveret. Essa doença caracteriza-se por acelerações importantes do coração, que ocorrem de modo intermitente. O coração, que normalmente bate 70 a 80 vezes por minuto, pode chegar a 250 batimentos por minuto. O jovem estava pálido, coberto de suor e sentindo-se morrer. Observei o reanimador de plantão massagear com os dedos um ponto preciso do pescoço; em alguns segundos, como se ele tivesse apertado um gatilho, houve um clique. O coração imediatamente retomou seu ritmo normal. A pele do rapaz voltou a ficar rosada. Ele não sentia mais nenhum mal-estar. A pressão sobre um ponto anatômico produzira uma reação fisiológica. Descobri que fora da cardiologia havia no corpo humano um grande número de pontos que, corretamente estimulados, traziam a cura. Sempre que possível, aprenda a "consertar-se" pessoalmente, sem recorrer ao médico ou ao farmacêutico.

- Administrar situações de urgência

Parada cardíaca e patologias do coração

Anualmente 50 mil franceses morrem de parada cardíaca. Lamento infinitamente que a massagem cardíaca não seja mais divulgada; sabe-se que é praticada por menos de 20% dos que testemunham uma parada cardíaca. Parto do princípio de que mais vale uma massagem cardíaca amadorística do que nenhuma. Se nada for feito, não se dá à vítima nenhuma chance de sobrevivência. Se um dia você se vir nessa situação, os gestos básicos que deverá fazer são estes:
• Certifique-se de que o paciente está inanimado.
• Telefone para o serviço de emergência (192, 193).
• Coloque a vítima sobre uma superfície rígida; coloque as mãos uma sobre a outra bem no meio do tórax, mantendo os braços estendidos.
• Pressione cerca de 100 vezes por minuto, servindo-se de todo o peso do seu corpo para afundar a caixa torácica vários centímetros.
• Relaxe bem entre cada compressão e continue até o socorro chegar.

Não se deve hesitar em prosseguir com a massagem cardíaca pelo máximo de tempo possível. Em 1998, após uma parada cardíaca no centro cirúrgico, o ministro francês Jean-Pierre Chevènement recebeu massagem cardíaca durante 57 minutos. O coração recomeçou a funcionar depois de quase uma hora de massagem e o ministro saiu do hospital alguns dias depois, sem nenhuma sequela.

Quero lhe falar também do soco esternal. É um método que pode fazer o coração voltar a funcionar em caso de parada cardiorrespiratória. O gesto consiste em dar um soco violento no esterno da vítima, o que corresponde a um choque elétrico de baixa intensidade; por isso alguns o chamam de choque elétrico do pobre. Na prática, em cerca de um quarto dos casos o coração recomeça a funcionar, se o gesto for feito imediatamente depois da parada cardíaca. As pessoas que presenciam esse tipo de reanimação sempre ficam chocadas ao ver um médico socar com tanta força um paciente...

Na introdução, falei de algumas doenças cardíacas, como a síndrome de Bouveret, que é tratada com uma simples pressão dos dedos sobre um ponto exato do corpo. Para compreender como funciona esse tipo de tratamento, é preciso lembrar algumas noções médicas. Existe no corpo um nervo (denominado nervo vago) que é uma espécie de freio para impedir que o coração bata depressa demais. Ao estimular esse nervo o médico aperta o pedal do freio e o coração retoma seu ritmo normal.

Há vários modos de estimular o nervo vago. A massagem carotídea unilateral durante 20 segundos só pode ser aplicada em indivíduos jovens, cujas artérias estão isentas de ateroma. A compressão moderada dos globos oculares durante 30 segundos produz o mesmo efeito; mas é contraindicada para indivíduos com descolamento de retina, glaucoma, miopia, lentes de contato ou que tenham sofrido recentemente uma intervenção cirúrgica no olho. Uma curiosidade: é por esse motivo que a frequência cardíaca diminui quando a pessoa esfrega os olhos, como cientistas observaram. Há outros modos de estimular o nervo vago; por exemplo, pôr o dedo sobre a úvula, no fundo da garganta, para provocar uma reação de vômito ou, menos agressivo, beber muito depressa um grande copo de água gelada.

Em outros casos, o nervo vago excessivamente estimulado pode provocar um mal-estar vagal. Esse mal-estar pode causar um breve desmaio, porque o fluxo sanguíneo se torna insuficiente para levar o sangue oxigenado para o cérebro. A frequência cardíaca cai demais, ocasionando queda da pressão arterial. A vítima fica pálida e desfalece. Um gesto útil é levantar as pernas a 90 graus, para irrigar melhor o cérebro enquanto o socorro não chega.

Caminho errado

Crianças e pessoas idosas são as principais vítimas de um "caminho errado". O problema acontece quando, numa refeição, a pessoa engole por inadvertência um corpo estranho, como um ossinho ou um caroço de fruta que, em vez de descer normalmente para o estômago, vai bloquear as vias aéreas. Quando as coisas correm bem, a pessoa consegue expelir o corpo estranho num forte acesso de tosse. Mas em outros casos a força da tosse não consegue desalojá-lo e a pessoa sufoca, literalmente. O corpo estranho pode bloquear a traqueia, provocando asfixia.

Se a pessoa estiver se asfixiando, não se deve perder tempo: o socorro pode chegar tarde demais. O primeiro gesto é ficar em pé ao lado da vítima, inclinar-lhe o tórax para a frente e aplicar-lhe uma série de fortes tapas nas costas. Pode acontecer que, apesar desse esforço, ela continue a asfixiar-se. A passagem do ar está totalmente obstruída e mais nenhum som sai da boca da vítima. Nesse caso, você mudará de posição, colocando-se atrás de suas costas e pondo um pé entre os dois pés dela. Coloque o punho no oco do estômago, sob o esterno, cubra o punho com a outra mão e depois exerça uma série de trações muito fortes na direção de você mesmo e para cima (movimento em J). Uma pessoa sozinha e sem socorro pode, com os punhos, aplicar essa manobra, denominada manobra de Heimlich, em caso de asfixia por um corpo estranho. Em mulheres grávidas ou em lactentes ela não pode ser praticada; é preciso proceder de modo diferente. É preciso acrescentar que nunca se deve suspender uma pessoa pelos pés nem pôr os dedos em sua boca para fazê-la vomitar (risco de vômito com inalação).

Estancar um sangramento ou uma hemorragia

O sangramento benigno de nariz pode ser estancado simplesmente com a pressão dos dedos. Para começar, sente numa cadeira ou no chão. O primeiro gesto é assoar cuidadosamente para expulsar eventuais coágulos. Em seguida incline a cabeça para a frente (para o sangue não escorrer para a garganta e provocar vômito). Agora é só comprimir firmemente as aletas do nariz com o polegar e o indicador durante 10 minutos sem interrupção, para que a coagulação possa ocorrer e o sangramento pare. Obviamente, se só uma narina estiver sangrando, basta comprimir apenas o lado que sangra.

Em outros casos, os dedos podem salvar uma vida, detendo uma hemorragia antes da chegada do socorro. Pode ser um ferimento acidental em um membro, causando uma hemorragia que compromete o prognóstico vital. O gesto que salva é simples. Consiste em pressionar fortemente e de modo contínuo os dedos ou a mão inteira sobre o ferimento para impedir o sangue de sair enquanto o serviço de emergência não chega ao local. Por motivos de higiene, sempre que possível se deve colocar um pano entre a mão e o ferimento. Infelizmente, é muito comum vítimas de acidente morrerem rodeadas de espectadores impotentes. Há hemorragias de outra origem: ruptura de varizes das pernas. Essa ruptura pode provocar a morte, devido a sua intensidade. Enquanto o Samu não chega, deve-se deitar a vítima, erguer-lhe a perna a 90 graus para deter a hemorragia e fazer compressão com a mão sobre o ponto de onde o sangue está jorrando.

- Tratar da esfera ORL

Massagear as gengivas, a base natural de belos dentes

Gengivas sadias são essenciais para manter os dentes em bom estado. A escovação depois de cada refeição é evidente, mas os cuidados diários com as gengivas melhoram ainda mais a qualidade dos dentes. Com a gengiva entre o polegar e o indicador pode-se fazer uma massagem suave e eficaz para a saúde bucodental. A massagem estimula a microcirculação sanguínea das gengivas, o que é muito proveitoso, especialmente nas áreas sensíveis ou doloridas. Esse é um gesto simples e cotidiano que aumenta consideravelmente a solidez dos dentes. No verão, se você for à praia depois do almoço, faça essa massagem aquática utilizando água do mar, para tirar proveito também de seu efeito antisséptico.

Desentupir o nariz

Quando o nariz está entupido, a vida perde intensidade, pois as sensações agradáveis produzidas pelo olfato desaparecem. O ar penando para entrar nas fossas nasais dá uma impressão de esforço para respirar, causando uma sensação de fadiga. Também pode ocorrer perda de apetite ou diminuição da atração sexual pelo parceiro. O nariz serve também para limpar, umedecer e aquecer o ar que vai entrar nos pulmões.

É preciso saber que existe um ciclo nasal. Cada três horas em média, uma narina se tampa parcialmente, como se entrasse em repouso. Em seguida, é a outra narina que se tampa parcialmente, e assim por diante; portanto, estamos todo o tempo respirando completamente de um lado só. De um indivíduo para outro, a duração do ciclo pode variar entre uma e cinco horas. Esse fenômeno corresponde a uma alternância de vasoconstrição e vasodilatação das pequenas artérias do nariz. Os vasos da mucosa nasal recebem estimulações dos nervos simpáticos que provocam a constrição dos vasos.

Existe um gesto simples para desentupir o nariz. Basta pressionar firmemente, durante 30 segundos, o polegar entre as duas sobrancelhas e ao mesmo tempo empurrar fortemente com a língua o alto do palato. O efeito é imediato e traz um conforto nasal muito agradável. No plano anatômico, isso corresponde a estimular nervos simpáticos específicos (alguns situados no gânglio esfenopalatino), que reagem provocando uma vasoconstrição nasal que desobstrui o nariz. É como produzir naturalmente gotas nasais para desentupi-lo sem nenhum risco de uso, o que não é o caso de alguns tratamentos.

Fisiologicamente, o nariz pode obstruir-se ou desobstruir-se espontaneamente em certas circunstâncias. Durante esforço, ao corrermos, por exemplo, o nariz se desobstrui, o que dá uma sensação de bem-estar. Inversamente, ele pode obstruir-se durante relações sexuais; esse fenômeno é mais acentuado em homens que usam medicamentos do tipo Viagra.

É importante que o nariz esteja bem umedecido, pois o ar muito seco às vezes causa sangramento. Aqui está um pequeno gesto agradável que você pode testar facilmente e que produz um bem-estar nasal formidável. Antes de deitar, coloque em cada narina algodão embebido em água, durante dois minutos, e depois retire-os. Isso não só lhe dará uma sensação de conforto muito agradável, mas também, segundo alguns especialistas, diminui o ronco noturno.

A propósito, se ao sair da água você estiver com água nos ouvidos e no nariz, há alguns gestos eficazes para expulsá-la. Para o nariz, obviamente basta assoar; para os ouvidos, incline a cabeça para a frente e para o lado para que a água possa sair naturalmente.

Contra olhos secos

Cerca de um terço da população sofre de secura dos olhos. Essa frequência se explica por numerosos fatores: poluição urbana, fumaça de cigarro, poeira, trabalho diante do computador e também idade. De fato, ao envelhecermos, as glândulas lacrimais já não produzem lágrimas suficientes, em especial depois da menopausa. Vários dissabores acompanham a secura ocular. Muitas pessoas se queixam de sentir grãos de areia, agulhadas ou irritação nos olhos, de sensibilidade particular ao frio ou à luz. O sintoma mais frequente é a fadiga ocular; ela não é inofensiva, pois vai dar uma impressão errônea de fadiga geral. À noite, quando estamos exaustos, um dos sinais característicos é sentir os olhos ardendo e querendo só se fechar para finalmente dormirem. Em pleno dia, olhos secos em alguém em plena forma e bem desperto vão ativar um sinal de alerta no cérebro, como se essa pessoa já estivesse muito cansada.

Portanto, a secura ocular precisa ser tratada. Os olhos são lubrificados graças às glândulas de Meibomius, situadas nas pálpebras; sua função é secretar uma substância oleosa que protege o olho das agressões externas. Com o passar do tempo, esse óleo se torna mais denso e tem dificuldade para sair das glândulas, o que causa a secura ocular.

Para aliviar os olhos, existe um método simples e eficaz, baseado em dois princípios-chave: aquecer e massagear as pálpebras para que o óleo se torne mais fluido e assim consiga sair. Para aquecer, recomendo que você use uma luva úmida e quente ou compressas, deixando-as sobre as pálpebras durante 10 minutos. Antes de aplicá-las nos olhos, é prudente testar sua temperatura no dorso da mão. Uma vez aquecido, esse óleo sairá para lubrificar seus olhos graças a uma massagenzinha suave e circular, feita com os dedos. Principalmente, não esqueça de lavar as mãos antes de massagear as pálpebras. É aconselhável aplicar esse pequeno tratamento uma ou duas vezes por dia, enquanto o sintoma persistir. Se isso não bastar, será preciso consultar o oftalmologista, que poderá prescrever-lhe diferentes colírios, a ser aplicados várias vezes por dia. Aconselho-o também a trocar as fronhas do travesseiro pelo menos uma vez por semana, para melhor higiene, principalmente das pálpebras.

Convém mencionar um recente estudo japonês que demonstrou o efeito da cafeína sobre a produção das lágrimas oculares. Os pesquisadores japoneses observaram que o fato de consumir diariamente quatro xícaras de café ou 10 xícaras de chá diminui significativamente a frequência da secura ocular. Essa observação surgiu quando constataram que as pessoas que bebiam essas quantidades de café ou chá se queixavam menos desse tipo de patologia.

- Tratar os problemas do dia a dia

Soluço

O soluço frequentemente se manifesta após uma refeição copiosa ou engolida às pressas, uma gargalhada, tosse ou depois de fumar. O soluço ocasional não apresenta gravidade, ao contrário do soluço recidivante ou persistente, que requer avaliação médica. Há vários modos simples de acabar com o soluço e algumas pessoas são mais sensíveis a uma técnica do que a outra. Por isso é melhor conhecer e testar todas. A solução mais simples e mais conhecida é beber um grande copo de água. Você também pode tentar a manobra de Van Wiljick, que consiste em inflar ao máximo o peito e aproximar as omoplatas forçando os ombros para trás, durante dez segundos. Não hesite em jogar com o ritmo respiratório, parando um pouquinho de respirar ou adotando movimentos respiratórios lentos. Para fazê-lo sorrir, menciono os trabalhos científicos do professor Odeh, que propôs com sucesso um tratamento muito surpreendente para curar soluços recalcitrantes aos diferentes medicamentos e às manobras físicas tradicionais. Ele os interrompeu com massagem digital retal. Partiu do princípio de que o reto é inervado por certas fibras nervosas que, estimuladas, provocam por reflexo a supressão do soluço. Evidentemente, esse método muito particular foi proposto apenas para soluços rebeldes a qualquer outra forma terapêutica.

Pontada de lado: apertar onde dói

A pontada de lado é uma dor aguda muito conhecida dos esportistas amadores e, às vezes, dos profissionais. Quase sempre se localiza sob as costelas, mas também pode atingir as clavículas, os intestinos ou o estômago. Sua frequência pode diminuir se você cuidar de começar progressivamente o esforço, hidratar-se bem, não fazer exercício em plena digestão. Por fim, há alguns gestos para fazer a pontada de lado desaparecer. Em geral, apertar fortemente a área dolorosa faz efeito rapidamente. Se não, basta inclinar-se para a frente enquanto expira o ar dos pulmões, e a dor desaparece.

Saber cuspir

A maioria das pessoas costuma ter grande dificuldade para cuspir, por razões culturais ou por vergonha. Em tempo normal, não cuspir não cria nenhum problema particular. Mas, quando as secreções brônquicas estão em excesso no organismo, tendem a gerar uma tosse produtiva recidivante. Algumas pessoas optam por xaropes ou antibióticos, ao passo que o fato de saber cuspir resolve facilmente o problema. A técnica que dá bons resultados chama-se expectoração dirigida. Num primeiro momento, é preciso efetuar a inspiração mais forte possível. Recomendo que você treine, fazendo isso várias vezes seguidas, para assim aumentar a capacidade torácica. Depois de inspirar profundamente, você deve expelir o ar forçando os músculos abdominais e assoprando fortemente para obrigá-lo a sair com vigor. Repetindo várias vezes o exercício, você conseguirá cuspir e limpar bem os pulmões. Aconselho-o a isolar-se, para não se sentir incomodado por quem estiver perto. Colocar em prática esse pequeno truque lhe trará um resultado formidável: uma sensação de peito limpo e de respirar a plenos pulmões.

Enjoo marítimo

Muitos já sentiram algum dia, estando a bordo, essas náuseas desagradáveis, e por isso se privaram de bons momentos. Para evitar esse dissabor existe um exercício muito simples. Deite de costas, diretamente no chão, perto de uma parede. Em seguida, coloque as duas pernas contra a parede, perpendicularmente, durante dois minutos. O alívio é rápido. Além disso, quando ficar em pé, não feche os olhos; fixe o olhar no horizonte, o mais longe possível, sem olhar as ondas. Desse modo você aproveitará plenamente a viagem.

Da aerofagia à indigestão: bastam dois dedos

Quando o estômago está distendido, não demoramos a ter uma sensação de mal-estar. Isso acontece quando engolimos muito ar durante uma refeição. Come-se depressa, falando, tudo isso regado a bebidas gasosas, sem perceber a pressão do ar no estômago. Isso causa a sensação de ter comido demais, que vai precisar de horas para desaparecer. É uma sensação de desconforto e de peso, muito desagradável. Em outros casos, trata-se do que chamamos de indigestão: o estômago já não consegue eliminar os alimentos que foram consumidos em quantidade excessiva. Não se deve confundir a indigestão com a intoxicação alimentar, que é acompanhada de diarreia, às vezes de vômitos ou febre. Na indigestão, trata-se simplesmente de um excesso: alimentos demais numa mesma refeição, com grande quantidade de gordura, de álcool, de charcutaria, de massas, de molhos. Sobrecarregado com esse excesso de alimentos, o estômago está cheio demais para impelir o bolo alimentar para os intestinos. Tudo isso vem acompanhado de grande peso gástrico, náusea, às vezes fadiga e dores de cabeça, mal-estar e, invariavelmente, de perda de apetite.

Seja um excesso de ar no estômago ou uma indigestão, nos dois casos há um gesto simples para ajudar o estômago a expulsar o excesso de ar. Basta colocar levemente dois dedos no fundo da garganta; isso vai provocar a expulsão do ar excedente, sem provocar vômito. É um alívio imediato, evitando que durante um dia inteiro ou uma noite a pessoa se sinta nauseada com seu hálito pesado.

Acabar com as câimbras

A câimbra é um espasmo muscular que pode afetar um músculo todo ou parte dele. Aparece violentamente e de modo involuntário. Vou falar aqui apenas das câimbras ocasionais da panturrilha, que podem ocorrer esporadicamente e não têm fator de gravidade. As outras câimbras – recidivantes ou em outros lugares do corpo – requerem avaliação médica. Sabe-se que alguns fatores propiciam seu aparecimento: desidratação, álcool, fumo, frio. Existem alguns reflexos simples para eliminar a dor; por exemplo, andar pode fazer a câimbra desaparecer. Outro método consiste em puxar suavemente o grande artelho para trás e estirar o músculo. O alívio é rápido.

Tratar a ejaculação precoce

Muitos homens sofrem de ejaculação precoce. É um distúrbio que prejudica bastante a vida dele e da parceira. Define-se por vários critérios: menos de um minuto entre a penetração do pênis e a ejaculação, incapacidade de retardá-la e insatisfação do casal. Em outros casos, a ejaculação ocorre depois de uma pequena estimulação, antes mesmo da penetração. Esse distúrbio é muito mal aceito pelos homens, causando um sentimento de vergonha, de raiva de si mesmos, de culpa e de perda da autoconfiança.

Seja qual for o caso, é preciso desdramatizar a situação e abrir o diálogo entre os parceiros para ajudar a resolvê-la. Pode acontecer que, numa primeira relação sexual com uma nova parceira, ocorra uma ejaculação prematura. Mas nesse caso o problema irá progressivamente desaparecer ao longo das relações seguintes. Nos outros casos, é preciso tratar esse distúrbio que causa ansiedade e frustração. Enquanto a sexualidade é um fenômeno que gera plenitude e relaxamento, a ejaculação precoce destrói todos seus benefícios para o organismo, devido ao estresse e à frustração.

Há um método simples e eficaz para tratá-la; chama-se *squeeze*. Foi claramente definido por dois cientistas americanos, Masters e Johnson, e consegue curar a maioria dos homens com esse problema. É uma técnica de reeducação progressiva, aplicada pelos dois parceiros. Assim, ao longo das semanas, essa técnica vai retardando o momento da ejaculação, até chegar a um tempo normal. No início da penetração, a parceira coloca os dedos no pênis do homem, na altura da glande, o polegar de um lado, o indicador e o dedo médio do outro. O indicador é colocado exatamente em cima da cabeça da glande e o dedo médio, exatamente embaixo. Quando o homem sente que corre o risco de ejacular, avisa a parceira, que nesse momento deve apertar fortemente o pênis entre o polegar e os outros dois dedos. Esse método precisa ser utilizado sistematicamente ao longo das relações, enquanto o tempo para a ejaculação não satisfizer os dois parceiros. O controle progressivo da ejaculação realiza uma verdadeira reeducação da sexualidade masculina. Às vezes leva várias semanas ou mesmo vários meses. Se esse método não der resultado, há outras soluções terapêuticas que o médico prescreverá.

CAPÍTULO 7

ALCANÇAR A PLENITUDE SEXUAL

> "O que é a paixão?
> É uma atração irresistível.
> Como a de uma agulha magnética
> que encontrou seu polo."
>
> MADELEINE CHAPSAL

A julgar pelas sondagens, pela publicidade sugestiva e, sejamos honestos, por nossos pensamentos diários, a sexualidade está no centro de nossas preocupações. Entretanto, ela continua a ser fonte de muitos mal-entendidos e de ideias preconcebidas, como prova o número cada vez maior de consultas a sexólogos. Muitos desses terapeutas confirmam que com frequência seus pacientes chegam totalmente perdidos, divididos entre o dilúvio de informações "oficiais" com que são inundados e sua própria prática. De fato, em nossa sociedade competitiva é comum confundir *performance* sexual e *plenitude* sexual. Entretanto, uma sexualidade feliz é a base de uma boa saúde física e mental. Portanto, está na hora de pôr algumas coisas nos eixos.

- RECUPERAR A LIBIDO

Fazer as perguntas certas

A base da sexualidade é a libido, que pode ser definida como a energia relacionada ao impulso sexual. Tanto para o homem como para a mulher, tudo parte da primeira fagulha, do desejo que leva para o outro. Ao lado de fatores psicológicos que podem influenciar a libido, existem fatores fisiológicos e biológicos muito concretos que podem aumentá-la ou, ao contrário, diminuí-la. Evidentemente, a libido é mais importante no jovem do que no idoso e constatam-se numerosas variações de um indivíduo para outro. As circunstâncias, a escolha do parceiro podem influir, mas às vezes há outros fatores em jogo.

A queda da libido é um fenômeno frequente, que pode ocorrer em qualquer período da vida. Ela leva a pessoa a indagar-se sobre o desejo sexual pelo outro, tentando compreender por que a atração pelo parceiro ou parceira está diminuindo. Antes de fazer perguntas metafísicas, sempre se deve verificar se esse esvaziamento não corresponde ao uso de um medicamento. De fato, alguns remédios têm como efeito secundário uma diminuição da libido; basta consultar um dicionário farmacêutico para comprovar isso. Podem ser, por exemplo, medicamentos para baixar o colesterol ou, mais simplesmente, certas pílulas contraceptivas que causam redução do desejo e da excitação sexual. Neste caso, basta uma mudança de contracepção para a libido reaparecer como fogos de artifício... Em resumo, se você toma um remédio, mesmo um analgésico, leia bem a bula ou pergunte a seu médico se ele não interfere em sua vida sexual.

Alimentação

Atualmente, muitas pesquisas enfocam a incidência de alguns alimentos sobre a libido. Deixando de lado as lendas e eventuais efeitos mágicos deste ou daquele alimento, não verificados cientificamente, é de grande interesse examinar novas soluções originais.

Pistache e ereção

Habitualmente, quando são encontradas propriedades nutricionais num alimento, para começar a tirar proveito delas é preciso consumir quantidades astronômicas, incompatíveis com nossos hábitos alimentares. O exemplo do alho é convincente: seria preciso engolir diariamente um dente de alho cru para conseguir leves efeitos benéficos à saúde. Mesmo que o efeito seja positivo, o indivíduo que seguir essa recomendação se arrisca a uma solidão profunda, notadamente por causa de seu hálito... Com o pistache é diferente: 30 gramas cinco vezes por semana, correspondentes a 170 calorias, dão bons resultados. O pistache contém ácidos graxos insaturados, fibras e fitoesteróis cuja ação hipocolesterolemiante é bem conhecida. De fato, hoje a indústria agroalimentar oferece margarinas e iogurtes com fitoesteróis, que reduzem objetivamente em 10% a 15% a taxa de colesterol. A taxa de fitoesteróis do pistache é de 279 miligramas por porção de 100 gramas, o que o coloca na linha de frente dos alimentos ricos nesses esteróis. Também é rico em antioxidantes, entre os quais a antocianina. Mas é preciso saber que torrar o pistache reduz seu teor de antocianina (um antioxidante poderoso); portanto, é melhor consumi-lo cru. Seu outro componente anti-idade é o resveratrol. Para completar a lista de nutrientes, ele contém cobre, vitaminas B6, B1, K, E, fósforo, ferro, manganês, magnésio, potássio, zinco e selênio. Entretanto, acho lamentável que sejam oferecidos pistaches tão salgados. Já consumimos sal suficiente, não precisamos de mais esse. Portanto, opte por pistaches ao natural.

O estudo mais surpreendente sobre o pistache não se refere à prevenção de doenças cardiovasculares e sim à sexualidade. O professor Aldemir, na Turquia (Aldemir *et al.*, 2011), demonstrou no homem um efeito benéfico sobre a ereção, concomitante com uma melhora do perfil lipídico sanguíneo. Durante as três semanas do experimento, ele não observou nenhum efeito secundário desse aporte diário de pistaches.

A romã, sempre a romã
Graças a novos estudos, a romã nunca termina de mostrar seus benefícios para a saúde. Em 2012, uma pesquisa realizada em Edimburgo com 60 voluntários masculinos e femininos demonstrou que o consumo diário de um copo de suco de romã durante duas semanas dava resultados muito interessantes. A dosagem de testosterona na saliva aumentou em média 24% nos homens e nas mulheres. Também houve uma leve queda da pressão arterial e melhora do humor.

> **Recursos simples que funcionam**
>
> É evidente que o sedentarismo, a falta de exercício físico, o fumo, o excesso de álcool e a privação de sono são fatores que diminuem claramente a libido, tanto no homem como na mulher. É preciso destacar também que a capacidade sexual pode ser influenciada negativa ou positivamente por algumas drogas e alguns alimentos. Por exemplo, pequenas quantidades de álcool, como uma taça de vinho ou de champanhe, têm uma ação desinibidora que facilita as relações sexuais, enquanto várias taças provocam o efeito inverso, encolhendo a sexualidade. Drogas como a cocaína e a maconha também baixam o desempenho sexual. Estudos com ratos mostraram que pequenas quantidades de cafeína otimizam as relações sexuais. Talvez esteja aí um novo filtro de amor para evitar que o parceiro ou a parceira durma cedo demais, esquecendo o outro...

A duração ideal da relação sexual: o estudo revolucionário

O sexo tem grande poder, mas, como escrevi na introdução, também dá origem a muitas ideias preconcebidas que podem justamente perturbar o desenvolvimento de uma sexualidade harmoniosa. A duração certa da relação sexual faz parte dos assuntos sensíveis que atormentam em surdina muitos casais. Alguns o discutem livremente entre eles, outros se calam, mas de qualquer forma o assunto paira no ar. Para esclarecê-lo, cientistas canadenses e americanos, os professores Corty e Guardiani, realizaram um estudo enfocando a duração ideal de uma relação sexual. O tempo da relação foi calculado partindo do instante da penetração na vagina até a ejaculação. Em seguida os casais anotaram as durações e os comentários sobre o prazer sexual que sentiram. Os resultados surpreenderam muito os pesquisadores. As relações de três a sete minutos foram classificadas como corretas pelos casais. Foram anotadas como desejáveis quando duravam de sete a 13 minutos. Foram consideradas rápidas demais quando duravam entre um e dois minutos. E consideraram-nas demoradas demais quando se prolongavam de 10 minutos a meia hora ou mais.

Os dados desse estudo abalam completamente os estereótipos veiculados a respeito da duração ideal das relações (cerca de 20 minutos). Assim, a relação demorada não corresponderia aos critérios de prazer escolhidos pelos participantes do estudo, como se o demais se tornasse inimigo do melhor. Esses dados são importantes para o bom equilíbrio sexual. Na verdade, muitos casais julgam estar abaixo da norma. Essas ideias preconcebidas geram frustração, decepção, até mesmo episódios depressivos com autodesvalorização. Eles julgam que fazem tudo mal, sendo que fazem tudo muito bem! Recolocar os elementos nas realidades biológicas e fisiológicas às vezes se mostra necessário. Isso desculpabiliza, permite que se desfrute melhor uma relação sexual sem procurar atingir desempenhos impossíveis. É também uma das chaves da alegria de viver e da felicidade.

Atualmente, o fato de apaixonar-se é minuciosamente examinado por equipes científicas do mundo todo. Hoje, graças a novas técnicas, o *scanner* e a imagem por ressonância magnética possibilitam que se leia o que acontece no cérebro dos apaixonados. Análises biológicas avançadas decifram o poder de substâncias secretadas nos encontros ou nos atos amorosos. Resultado: aprendemos que para apaixonar-se não é preciso mais do que um quinto de segundo e mobiliza nada menos de 12 áreas diferentes no interior do cérebro. O estado amoroso provoca uma euforia imensa, comparável à ação de drogas. O filtro de amor tem ainda outros efeitos. É um eficiente mecanismo analgésico: pesquisadores da Universidade de Stanford demonstraram que olhar a pessoa amada reduz a dor tal como medicamentos a reduziriam, mas sem efeitos secundários e com um risco de habituação sem nenhum perigo.

- QUANDO AS COISAS CORREM MAL...

Infelizmente, às vezes a sexualidade ultrapassa os limites e passa do normal para o patológico. Vou dar dois exemplos eloquentes.

Distúrbios da ereção: do priapismo à fratura do pênis

Priapismo é um estado de ereção prolongado (mais de três horas), sem estimulação sexual. Habitualmente, a ereção é produzida pelo equivalente de um sistema hidráulico. O sangue entra pela artéria cavernosa, que corresponde a um primeiro cano. A parte inflável, que dá a rigidez da ereção, é trabalho dos corpos cavernosos. As veias dorsais do pênis deixam ou não o fluxo sanguíneo sair. Esses dados explicam por que os homens com artérias defeituosas têm ereções sem firmeza nem estabilidade. Quando as artérias encarregadas de levar o fluxo sanguíneo necessário para uma boa ereção se entopem, o diâmetro do vaso se estreita e o sangue passa menos bem. Os grandes responsáveis por essas placas que freiam a passagem são conhecidos: fumo, sedentarismo, colesterol, pressão arterial muito alta, excesso de açúcar no sangue e estresse mal controlado. Deve-se saber que, quando um paciente com mais de 40 anos apresenta distúrbios de ereção, o médico controla sistematicamente suas artérias coronárias para ter certeza de que ele não corre risco de infarto do miocárdio.

Quando um homem sofre de priapismo, o médico procurará entre diversas causas para explicar esse fenômeno. A título de exemplo, algumas leucemias, distúrbios da coagulação, certos medicamentos ou drogas podem provocar essa situação, que é muito dolorosa. Cada vez as equipes médicas propõem ao indivíduo um tratamento para aliviá-lo: esforço físico, relações sexuais e ejaculações repetidas, resfriamento do pênis, medicamentos. Aliás, em cerca de metade dos casos não é encontrada uma causa que explique o priapismo.

Graças aos avanços científicos, em alguns anos a sexualidade masculina mudou completamente. Mesmo alguns fenômenos como a fratura do pênis agora são bem diagnosticados e tratados. O termo "fratura" é na verdade um exagero de linguagem, pois o pênis não contém um osso central (exceto em alguns mamíferos, como o gato). A ruptura da bainha fibrosa

> **Valente até os 100 anos**
>
> Hoje, graças aos avanços da medicina, o homem, mesmo idoso, pode desfrutar de uma sexualidade excelente. Em certos casos, a testosterona, receitada em creme ou em simples *patchs*, aumenta o desejo sexual. A cirurgia pode desentupir uma artéria ou corrigir uma fuga venosa. Medicamentos cada vez mais ativos proporcionam ereções de boa qualidade. Por fim, tratamentos para ejaculação precoce podem solucionar esse problema que afeta alguns homens. Ela se define por um tempo inferior a um minuto entre a penetração e a ejaculação, sem possibilidade de retardá-la. Apesar dos esforços dos parceiros sexuais para desdramatizar a situação, muitos homens sentem-se envergonhados e com sua virilidade ameaçada. Agora os avanços terapêuticos são de grande ajuda para eles.

que cerca os corpos cavernosos causa uma dor violenta. Esse acidente ocorre quando o homem força demais no momento da penetração ou em certas posições acrobáticas. Dependendo do caso, o tratamento comporta imobilização do pênis ou às vezes até mesmo cirurgia, seguida de longos períodos de abstinência. Talvez essa seja uma ilustração do velho ditado "quem quiser ir longe poupe seu cavalo"...

A síndrome feminina de excitação genital persistente

O excesso patológico existe também nas mulheres. Hoje a síndrome de excitação genital persistente já está bem compreendida. As mulheres que ela afeta apresentam excitação sexual contínua, com sensação de orgasmo iminente. Têm hipersensibilidade na região do clitóris, da vagina, dos grandes lábios e às vezes do períneo. A síndrome manifesta-se por episódios que podem durar de várias horas a vários dias; o orgasmo não proporciona alívio. Pesquisadores vêm tentando explicá-la. Uma equipe holandesa acaba de descobrir a ligação com os movimentos de impaciência das pernas, as "pernas sem descanso", que dão uma primeira pista para a análise desse distúrbio. Outros cientistas enfocam origens que podem estar relacionadas com fenômenos hormonais.

- Os segredos do "beijo francês"

Os franceses são conhecidos no mundo inteiro pelo famoso "beijo francês": o beijo longo, profundo e apaixonado, boca contra boca, com a língua. Esse beijo é uma mensagem sutil que transmite sentimentos que às vezes é difícil externar com simples palavras. É uma troca que ativa vários sentidos: o paladar, o olfato, o tato. Essa prática, que surpreende um bom número de anglo-saxões, é uma verdadeira pepita do patrimônio cultural francês.

Bioquímica do beijo: alquimia do bem-estar

Graças às pesquisas científicas, hoje compreendemos com exatidão os mecanismos que atuam durante um beijo. Foram feitas pesquisas com casais de estudantes heterossexuais aos quais se pedia para se beijarem durante 15 minutos. Em seguida eram feitas análises de saliva e de sangue para detectar as substâncias hormonais secretadas nessa ocasião. As pesquisas evidenciaram três etapas:

• A saliva participa do aumento do desejo sexual, porque contém testosterona. Tanto no homem como na mulher, a testosterona desencadeia um impulso sexual mais forte. É a dimensão sexual do beijo.

• Num segundo momento, entra em jogo a secreção de dopamina, que pode ser qualificada de hormônio do prazer. É a dimensão romântica do beijo.

• Por fim, num terceiro momento, a secreção de ocitocina, o hormônio do apego ao outro e do bem-estar, dá a dimensão "nascimento do casal" depois do primeiro beijo.

Os resultados destacaram também que o beijo atuava como um meio inconsciente de avaliação do parceiro. Na prática, cerca de 60% dos homens e mulheres declararam que depois do primeiro beijo não haviam levado avante uma relação com o parceiro ou a parceira.

Um beijo funciona como um gatilho que vai liberar fluxos de hormônios cujos efeitos são excelentes para a saúde. Por exemplo, são liberadas pequenas quantidades de endorfinas. Essas moléculas próximas da composição da morfina, mas em pequenas quantidades e sem risco para a saúde, produzem uma sensação de suave euforia e de relaxamento. Para completar os fogos de artifício hormonais, deve-se acrescentar a dopamina. É um neurotransmissor do prazer e da recompensa, que o cérebro libera durante uma experiência que considera benéfica. É interessante observar que a dopamina atua também nos diversos processos de dependência, como a droga. Prefiro de longe a dependência do beijo, que é natural... Basta um beijo apaixonado de pelo menos 20 segundos para desencadear esse dilúvio hormonal. Aliás, alguns cientistas, como os professores Gallup e Fischer, levantaram a hipótese de que a saliva masculina contenha ínfimas quantidades de testosterona que, transmitidas à mulher, potencializam sua libido.

Beijo e massagens: antiestresse eficazes

Por meio desse coquetel de hormônios, o beijo age como um formidável antiestresse natural. É preciso saber que a saliva contém também feromônios, majoritariamente nos homens. Estudos científicos mostraram que esses feromônios modificam o estado emocional da mulher quando ela recebe a saliva de seu parceiro. Estudando as mudanças hormonais de homens e mulheres depois de um beijo prolongado, observou-se uma baixa do cortisol, que pode ser qualificado de marcador biológico do estresse. Na prática, portanto, o beijo age como um antiestresse poderoso e que não apresenta perigo algum, ao contrário de certos medicamentos. Pode haver uma dependência ligada ao prazer gerado, mas nenhuma contraindicação e nenhum efeito secundário. Isso sugere que os franceses, que são os maiores consumidores mundiais de ansiolíticos, não se beijam o suficiente...

As massagens também têm forte poder antiestresse. É preciso destacar os trabalhos da professora Ditzen, em Zurique (Ditzen *et al.*, 2007). Ela testou dois métodos de apoio psicológico diferentes. Para isso, reuniu casais nos quais a mulher estava encarregada de fazer um discurso em público, o que gera estresse. No primeiro grupo, o marido devia tranquilizá-la com palavras meigas e reconfortantes; no segundo grupo, devia massagear durante 10 minutos o pescoço e os ombros da mulher. As análises mostraram que apenas o grupo das mulheres massageadas recebia o efeito antiestresse, com diminuição de cortisol na saliva e frequência cardíaca mais lenta.

> **Separar-se durante uma semana não é bom para a saúde**
>
> Os trabalhos de uma equipe americana enfocaram o impacto de uma separação de quatro a sete dias sobre a saúde do casal. Observou-se que um número significativo de casais apresentava fatores de estresse, entre os quais má qualidade do sono, o que se expressava biologicamente por um aumento do cortisol. A frequência cardíaca também subia. Notou-se que o fato de um parceiro ter muitos contatos amigáveis ou profissionais fora de casa diminuía esse estresse. Em contrapartida, a presença dos filhos no domicílio não era um fator de redução do estresse.

- AUMENTAR O PODER DE SEDUÇÃO

O poder do olhar: os quatro minutos decisivos

Oscar Wilde viu certo ao afirmar que "a beleza está nos olhos de quem olha". Um estudo científico realizado nos Estados Unidos acaba de demonstrar o incrível poder que pode ser liberado pela intensidade de um simples olhar. O professor Aron constatou que o fato de fixar intensamente o olhar num parceiro produz um impacto decisivo sobre a ativação dos sentimentos da pessoa fixada. Para realizar esses trabalhos científicos, ele reuniu homens e mulheres que não haviam se conhecido antes. Em seguida dividiu-os em casais, escolhendo ao acaso cada parceiro. Durante a primeira meia hora, pediu a cada casal que acabava de formar-se que ambos falassem de sua vida diária, que trocassem toda espécie de detalhes, mesmo íntimos. Depois de 30 minutos, mandou os casais não pronunciarem mais nenhuma palavra e se olharem nos olhos, em completo silêncio, durante precisamente quatro minutos. A maioria dos participantes admitiu que, depois desse olhar prolongado, olhos nos olhos, sentiam uma profunda atração pelo parceiro que meia hora antes não conheciam. Na prática, seis meses depois dois casais que participaram do estudo tinham se casado.

Devo reconhecer que esses quatro minutos me intrigaram, principalmente quando descobri que hipnotizadores treinados conseguiam colocar indivíduos em estado de sono em apenas cinco segundos. Procurei explicações com médicos que utilizam hipnose em seu trabalho. A hipnose é uma técnica utilizada desde muito tempo. Já em 1878, no hospital Salpêtrière, em Paris, o professor Charcot usava-a para tratar de pacientes que apresentavam manifestações de histeria. Os hipnotizadores consideram que existem no olhar forças desconhecidas que permitem mergulhar o indivíduo num estado entre a vigília e o sono e que, aliás, se caracteriza por ondas específicas bem visíveis no traçado do eletroencefalograma. Esse estado fronteiriço entre vigília e sono é um momento de vulnerabilidade em que os mecanismos de defesa baixam a guarda. Abre-se então uma passagem fulgurante para o inconsciente.

No plano técnico, os hipnotizadores consideram que aprender a utilizar a capacidade de hipnose do olhar está ao alcance de todos. Basta exercitar-se. Insistem muito particularmente na capacidade de fixação do olhar, na imobilidade das pálpebras, sem piscar, e no diâmetro da pupila. Quanto a estas, há duas situações. A dilatação das pupilas denomina-se midríase (ao contrário, quando as pupilas se contraem, fala-se de miose). A dilatação pupilar pode corresponder a um estado fisiológico específico, à ingestão de certos medicamentos ou ainda a doenças. Na prática, pode ser provocada pelo consumo de álcool ou de entorpecentes, mas também simplesmente pela adaptação natural dos olhos quando passam da luz para a obscuridade. Uma emoção intensa, como um beijo, também pode provocar midríase. Para voltarmos à sua vida diária, nunca hesite em tirar proveito de seu olhar, pois ele tem um poder muito maior que o das palavras. Fitando intensamente seu parceiro, com os olhos bem abertos e sem desviar o olhar, você obterá resultados surpreendentes.

Ousar descobrir sua verdadeira orientação sexual

Seguindo Hipócrates, que dizia sabiamente que "como forem os olhos é o corpo", uma renomada equipe de cientistas americanos pediu a 325 voluntários homens e mulheres que assistissem a vídeos muito eróticos. Utilizando lentes infravermelhas, mediram a dilatação das pupilas em tempo real, em função das diferentes cenas dos filmes. Constataram que os homens heterossexuais dilatavam as pupilas ao verem mulheres e os homens homossexuais, ao verem homens. Já as mulheres dilatavam as pupilas tanto nas cenas com homens como com mulheres. As mulheres lésbicas apresentavam respostas semelhantes às dos homens heterossexuais.

Esse estudo demonstrou o desejo real que um homem ou uma mulher sentem, independentemente de convenções sociais, proibições e tabus. Homens e mulheres podem ter fortes tendências para o mesmo sexo e nunca ter coragem de expressá-las, por causa da educação que receberam ou do meio onde vivem. Pouco à vontade consigo mesmos, correm o risco de desenvolver estados depressivos ou modos de compensação, como o excesso de fumo, de álcool ou de alimento. O princípio do "conhece-te a ti mesmo" é a base de uma vida plena para sentir-se bem em todos os momentos. Quando uma pessoa constrói sua vida em contradição com sua natureza profunda, não fará mais do que mentir a si mesma e aos que a cercam. Viver fingindo torna cinzenta a vida e provoca uma imensa fadiga inexplicada. Portanto, devemos cumprimentar os voluntários desse estudo científico minuciosamente realizado pela coragem de que precisaram para descobrir ou revelar suas tendências profundas.

O verdadeiro poder das lágrimas

As lágrimas femininas enviam aos homens sinais específicos. Para descobri-los, pesquisadores israelenses estudaram o efeito que elas produzem sobre os homens. Observaram que as lágrimas diminuíam a excitação e o desejo sexual masculino. Para realizar esse estudo, fizeram mulheres chorar projetando-lhes filmes tristes. Coletaram as lágrimas e depois mandaram os homens cheirá-las, sem informá-los sobre o que estavam cheirando. O experimento mostrou que ao ser postos em contato com aquele odor de lágrimas os homens apresentavam queda da testosterona e do desejo sexual. O exame por ressonância magnética confirmou os dados, mostrando uma nítida diminuição da atividade das áreas cerebrais envolvidas. Uma mulher chorando ativa a emissão de sinais químicos que causam uma baixa da testosterona no homem. A testosterona é um hormônio que aumenta o desejo masculino pelas mulheres. A propósito, pesquisadores britânicos demonstraram que a atração dos homens por rostos femininos está diretamente relacionada com o nível de testosterona. Quanto mais alto estiver esse hormônio, mais intenso é o desejo. As lágrimas femininas agem como um extintor do desejo masculino, através da emissão de sinais olfativos. Por enquanto, a análise química dos componentes ainda não é conhecida e não há estudos sobre os sinais das lágrimas masculinas. Algumas mulheres talvez devessem pensar antes de chorar para seduzir, porque o efeito pode muito bem ser o contrário...

A arte da persuasão

Alguns hipnotizadores trabalham as técnicas de persuasão pondo em jogo mecanismos muito particulares. Procuram falar o menos possível e manter uma postura distante e misteriosa. Sempre mantendo uma atitude profundamente calma, beiram os limites da antipatia, não respondendo ou quase não respondendo as perguntas feitas, esperando alguns intermináveis segundos antes de apertar uma mão estendida. O hipnotizador permanece o mais fechado possível, imóvel, enquanto impele seu interlocutor a abrir-se o mais possível. Não fala ou fala pouquíssimo, entorpece o espírito crítico e impulsiona inconscientemente o outro a fazer cada vez mais para ser amado por esse que detém um poder e que ele nunca consegue seduzir.

Seduzir mais a fim de conquistar o que parece impossível é começar a submeter-se ao poder daquele que recusa um sorriso ou que age como se você não tivesse a mínima importância para ele. É o contrário da sedução que atrai o outro. É o caso típico de algumas jovens que não são nem um pouco atraídas pelos homens muito lisonjeadores e vão preferir o *bad boy* rústico e grosseiro, sonhando tornar-se sua namorada. A sedução baseia-se aqui em evidenciar uma carência para o outro, fazendo cintilar o que ele não tem a fim de atraí-lo mais. Essa carência abala os alicerces do indivíduo, mostrando-lhe seus limites, e isso imediatamente traz para a superfície todos seus complexos conscientes ou inconscientes para explicar o fato de não conseguir seduzir: sentir-se baixo demais ou alto demais, muito gordo ou muito magro, muito pobre ou filhinho de papai, excessivamente velho ou jovem.

Há centenas de variantes, que funcionam como molas de neuroses pessoais. Ativados, esses mecanismos compelirão a seduzir por todos os meios. Quem conhece essas técnicas que eu qualificaria de antissedução torna-se um sedutor sem igual. Mas isso requer grande autocontrole e um talento de observador astucioso e aguçado. Esse procedimento funciona ao contrário dos reflexos naturais de uma pessoa, que consistem em seduzir de modo reflexo, com sorrisos e cumprimentos. Isso obriga a um tempo de espera para sentir melhor uma situação e principalmente para se concentrar na escuta do outro. A escuta é um elemento essencial. Prestar atenção no que alguém está dizendo, sem pensar no que se vai responder, exige uma concentração muito grande. Pouquíssimas pessoas sabem escutar realmente; falam por falar e ninguém ouve de fato o que o outro está dizendo. Quem descobre a escuta atenta dos outros tem um real poder sobre eles, como o psicanalista com seu paciente, o sacerdote com o fiel.

CAPÍTULO 8

ELIMINAR O ESTRESSE E OS ESTADOS DEPRESSIVOS

"Comece por mudar em você o que deseja mudar ao seu redor."
GANDHI

Não é segredo para ninguém que os franceses são grandes apreciadores de ansiolíticos e antidepressivos. De acordo com as pesquisas, a França é o segundo maior consumidor europeu de ansiolíticos: pelo menos um em cada cinco franceses recorre a eles[1]. Essas moléculas, comercializadas em massa nos anos 1960, sem dúvida possibilitaram não só a cura de muitos pacientes, mas também que finalmente fossem levadas a sério patologias muito reais, como o estresse crônico e a depressão nervosa. Simplesmente, toda medalha tem seu outro lado. Entrar numa camisa de força química pode mostrar-se nefasto a longo prazo, pois esses medicamentos têm muitos efeitos indesejáveis: dependência, distúrbios de memória, diminuição da libido, incapacidade de enfrentar o que acontece na vida etc. Também neste caso existem meios preventivos simples e naturais para cuidar da psique: administração natural do estresse, prática da felicidade (sim, felicidade se aprende!), meditação e outros.

---

1. Fonte: Agência Francesa de Segurança Sanitária dos Produtos para Saúde (Afssaps, na sigla em francês), 2012.

- Basta de estresse!

Um pequeno esclarecimento

Frases que ouvimos com frequência: "estou estressado", "meu trabalho é estressante", "meus filhos me estressam" e outras. Em resumo, o estresse é um ingrediente universal. Há um grande número de obras e artigos sobre essa "doença do século" e não vou repetir aqui o que você sem dúvida já leu muitas vezes. Quero apenas lembrar-lhe alguns pontos que é importante ter na memória antes de abordar técnicas naturais de cura.

O estresse é uma reação normal do organismo diante de estímulos agradáveis ou desagradáveis provenientes do exterior. Sob efeito do estresse, seu corpo produz adrenalina para incitar você a agir e, em seguida, diversos hormônios (endorfinas, cortisol etc.) para que enfrente e tome decisões. Portanto, se você não fosse submetido a estresse algum, seria uma espécie de enguia! Infelizmente, quando somos excessivamente estimulados (superatividade, aumento da competição etc.), excessivamente agredidos (contrariedades da vida, frustrações, pressão no trabalho) ou simplesmente estamos fatigados, o organismo não tem mais oportunidade de relaxar entre duas fases de estresse; não administra mais os estímulos externos e vai "se roendo", com um cortejo de manifestações desagradáveis: ansiedade, doenças psicossomáticas, mal-estar, distúrbios psicológicos, insônia, irritabilidade, distúrbios alimentares etc. É então que precisamos reagir, antes que seja tarde demais.

Sem recorrer a remédios nem a poções mágicas, existem meios extremamente simples e totalmente gratuitos de reduzir o estresse. Pois uma coisa é certa: é impossível eliminá-lo de nossas vidas; portanto, temos de aprender a conviver com ele.

> **Burn-out ou o limite do estresse**
>
> Quando seu organismo é submetido a estresses repetidos e não controlados, ele acabará ficando esgotado e não sabendo mais como reagir. É a fase final do estresse, que pode mostrar-se desastrosa para a saúde. Atualmente se fala muito de *burn-out* ou síndrome de esgotamento profissional. É um caso típico de estresse prolongado, gerado pela atividade profissional. Os agentes estressantes podem ser de várias ordens: ambiente ruim, pressão do superior hierárquico, objetivos inatingíveis, incompatibilidade com a vida privada, tempo excessivo de trajeto, superinvestimento no trabalho etc.
> Num primeiro momento, o organismo reage como pode ao estresse. É difícil, mas a pessoa ainda não acredita e não se escuta muito. Num segundo momento, como o motor de um carro, o corpo não tem mais combustível, mas continua tentando avançar, com muito esforço. E depois, um dia, é a pane total: a pessoa não consegue mais levantar-se para ir trabalhar e o sofrimento é tanto que provoca um afastamento do trabalho, o que gera sentimento de culpa, autodesvalorização, até mesmo depressão. Assim, você certamente já compreendeu que o estresse deve ser levado muito a sério e sabiamente dosado para evitar essas derivas.

- OS MEIOS FÍSICOS

O toque

Os americanos costumam praticar o *hug* para se cumprimentarem quando se encontram, a dois ou entre amigos. O *hug* é uma espécie de saudação afetuosa que consiste em abraçar apertadamente o outro. Cria uma intimidade física: os braços podem rodear o pescoço do outro ou pressionar-lhe afetuosamente as costas. Dependendo das circunstâncias, expressa amizade, amor e, em todos os casos, bom relacionamento e familiaridade. É uma forma romântica de contato num mundo moderno, um vetor de emoção, de felicidade e de calor humano, um sinal forte de boas-vindas e de receptividade.

Na Índia, uma mulher chamada Amma praticou o *hug* em mais de 30 milhões de pessoas. Essa mulher, que muitos consideram uma divindade, é conhecida por levar através do *hug* um grande número de benefícios à pessoa que o recebe. Nesses momentos, ela transmite o *darshan*, uma poderosa energia espiritual. Observei uma cerimônia na qual Amma dava esse abraço a centenas de fiéis e tive pessoalmente o privilégio de recebê-lo. É uma experiência única, que se vive com emoção. A pessoa tem a impressão de que uma imensa energia positiva a cerca, protege e tranquiliza, uma espécie de *flashback* para retornar a seus fundamentos, ao que é essencial para reencontrar o caminho de sua autenticidade. Foi nesse momento preciso que compreendi o que havia lido no rosto dos fiéis depois desse contato: um prodigioso sentimento de quietude e serenidade.

Uma equipe de pesquisadores nos Estados Unidos acaba de desvendar pela primeira vez os benefícios do *hug* tal como é praticado em seu país. Para isso realizaram vários estudos, que chegaram todos às mesmas conclusões. Em suas pesquisas eles reuniram 59 mulheres entre 20 e 49 anos que nos últimos seis meses tinham o mesmo parceiro, casadas ou não. Em seguida, compararam um grupo que nunca recebia um *hug* com um grupo que os recebia repetidamente de seus parceiros. Observaram que essa prática aumentava a secreção de ocitocina – que pode ser qualificada de hormônio do apego ao outro e do bem-estar –, diminuía a frequência cardíaca e a pressão arterial, ao mesmo tempo que reduzia o estresse.

No contexto dos contatos físicos, as massagens também são frequentemente citadas como fonte de bem-estar. Construindo um universo tranquilizador, elas contribuem para a serenidade e o relaxamento. Diminuem o estresse e ao mesmo tempo fazem o corpo e o espírito se reconectarem melhor. Receber uma massagem é um indicador forte da decisão de cuidar de si. Até 2012 faltavam estudos científicos sérios que demonstrassem de modo objetivo o efeito da massagem sobre a saúde. Agora os trabalhos do professor Mark Tarnopolsky, no Canadá, evidenciaram os efeitos anti-inflamatórios da massagem, com um componente de regeneração e recuperação dos músculos. Os cientistas trabalharam com um grupo de esportistas que, depois de um esforço significativo, receberam uma massagem prolongada em uma das pernas. Pequenas amostras de músculos foram colhidas antes e depois do esforço, na perna massageada e na não massageada. Os resultados foram surpreendentes. As análises revelaram um notório efeito anti-inflamatório nas pernas massageadas, como se um medicamento anti-inflamatório houvesse sido injetado localmente. Também demonstraram um aumento do número de mitocôndrias nas células, indicando que o rendimento dos músculos melhorava (as mitocôndrias participam da produção de energia celular). Os pesquisadores conseguiram inclusive entender o mecanismo biológico causador desses efeitos benéficos. De fato, quando a mão do massageador exerce pressão sobre a pele, desencadeia uma série de reações biológicas. Os receptores situados na superfície das células iniciam mensagens que ativam moléculas denominadas cinases ou quinases, que por sua vez ativam genes específicos já conhecidos por atuarem no combate à inflamação.

A massagem

A equipe do professor Fletcher, nos Estados Unidos, acaba de fazer um experimento insólito. Submeteu células cancerosas de um tumor de mama a uma pressão de 0,05 bar, equivalente à pressão sentida 50 centímetros abaixo da pele, durante 30 minutos. Contra todas as previsões, um terço das células cancerosas parou de proliferar-se e reassumiu a forma normal, conservando-a depois de terminada a pressão. Elas recomeçaram a comunicar-se entre si normalmente. Abre-se assim uma inesperada via de pesquisa sobre o papel da pressão digital no corpo humano.

O sorriso protetor

Mesmo um sorriso forçado faz bem. Esse é o resultado de pesquisas recentes. O estudo envolveu 170 voluntários, que eram submetidos a situações estressantes. No grupo que sorria de modo obrigatório, os médicos observaram que os indivíduos eram claramente menos sensíveis ao estresse. Essa observação se expressou por redução da frequência cardíaca, provocada por sorrisos repetidos durante estresse. Ele é muito prejudicial para a saúde; dá origem a numerosas patologias, como doenças cardiovasculares.

Entretanto, como já dissemos, é impossível viver num ambiente sem estresse; até mesmo seria perigoso, pois o organismo necessita de um mínimo de estresse diário para estimular suas defesas. Dispomos permanentemente de poder para lutar contra as situações estressantes. O sorriso forçado baixa imediatamente o nível de estresse e assim faz bem às nossas células. Se o estresse tem origem na pessoa que está na sua frente, dando sorrisos forçados repetidamente você se descontrairá e, ao contrário, verá aumentar o estresse de seu interlocutor. Faça o teste. Dar sorrisos espontâneos e naturais funciona igualmente bem, mas é mais difícil de controlar.

Não hesite em sorrir com a maior frequência possível. Sorrir gera ao seu redor ondas positivas, uma impressão de sucesso que seduz. Você parecerá menos cansado e mais jovem. Além disso, o bom humor produzido por esses sorrisos é muito contagiante. Tente pensar em coisas tristes e negativas e sorrir ao mesmo tempo, e então perceberá todo o poder protetor do sorriso.

- Aprender a libertar-se mentalmente

Silenciar nosso policial mental

Em maio de 1968, por toda parte nos muros de Paris estava escrito: "O tira está em você." Hoje isso continua a ser verdade, porém mais insidiosamente. O policial, o pai ou o professor excessivamente autoritário são "alvos" fáceis de localizar e, portanto, de combater, ignorar ou evitar. Mas, quando o inimigo parece um aliado, um amigo ou a imagem do que se deve pensar para fazer parte de um grupo, o jogo não é tão simples e pode bloquear uma vida, anulando suas possibilidades. Muitas pessoas detêm em si mesmas um potencial que nunca vão utilizar, sonhos de criança que nunca terão nem a mínima concretização na vida adulta. É tudo o que afasta os seres daquilo que são realmente, de seus centros de gravidade – da felicidade, pura e simplesmente. Muito cedo na vida, mensagens já são emitidas nessa direção, com maior ou menor intensidade. Com os "coma para agradar a mamãe" ou "limpe o prato", quantas pessoas, quando adultas, limpam o prato, mesmo quando a comida não era saborosa ou quando não estão mais com fome? Inconscientemente, elas têm impressão de que serão menos amadas se não acatarem as regras. Aprender a não comer todo o prato porque estamos à escuta do que realmente sentimos é um primeiro passo rumo à felicidade... É muito difícil libertar-se do olhar inconsciente de alguém bem-intencionado, mas esse é o preço da liberdade. Em outros casos, a pessoa começa a beber, a fumar, a drogar-se, para fazer parte de um grupo que lhe propõe uma identidade. Mas ao mesmo tempo ela se destrói progressivamente e encurta sua vida. Pode ser também a escolha de um cônjuge que corresponde a uma mensagem subliminar do que é certo para os pais, os amigos ou, pior, as imagens de heróis de telenovelas. É assim que se engrenam vidas fracassadas, filhos infelizes, uma sensação de mal-estar que não tem fim. A escolha de uma profissão pode funcionar do mesmo modo: a pessoa escolhe sua profissão em função dos que a cercam e não de suas aspirações profundas.

Aprenda a dizer não!

Um pacotinho de sugestões para você aprender a libertar-se:
• Não aceite o convite se estiver se sentindo muito cansado.
• Não use aquele casaco que todo mundo elogia muito se você não se sente à vontade nele.
• Numa saída à noite, quando estiver caindo de sono e lhe propuserem um último copo, vá para casa.
• Quando o telefone tocar e não for um bom momento, não atenda; se for urgente, você sempre ficará sabendo.
• Não aceite aquela promoção se no íntimo sentir que não está à altura ou que ela não lhe convém.

Confrontar-se com a realidade para romper as cadeias

Para ser feliz é preciso saber romper as correntes visíveis e invisíveis, para que a vida corresponda a quem a vive. É um caminho difícil e que às vezes requer ajuda, pois nem sempre enxergamos o que está nos trancando contra nossa vontade. Nos casos difíceis, a psicanálise pode auxiliar a pessoa a libertar-se e a descobrir-se tal como é na realidade. Lamento que na França a psicanálise continue a ser um tabu. Para muitos, ir ao psicanalista é considerar-se louco. Estão profundamente errados, pois essa técnica psicológica pode trazer à tona mecanismos bloqueadores instalados durante a infância, como freios que tolhem o motor da vida. Frequentemente é preciso ajuda para detectá-los, pois é difícil desativá-los sozinho, mais ou menos como um cirurgião que tentasse operar a si mesmo.

Defesas

As defesas psicológicas tornam esse percurso especialmente difícil. Para entender a que corresponde uma defesa, imagine que tem no braço um ponto em carne viva, muito doloroso. Se uma pessoa tentar tocar esse ponto, mesmo de leve, você, por reflexo, vai afastá-la violentamente. Quando se confrontar de novo com a mesma situação, estará de sobreaviso e reagirá de modo ainda mais rápido e mais forte. Os psicanalistas conhecem perfeitamente esses mecanismos de defesa. É por isso que se aproximam com prudência dos pontos sensíveis, como se faria para desmontar uma bomba, e que a análise às vezes dura vários anos. Mil precauções são tomadas para chegar ao objetivo. Isso também explica por que podemos repelir com violência as pessoas próximas que nos dizem a verdade. Elas podem ter razão, mas, sem saber, estão ligando um mecanismo de defesa que as anula. Alguém neutro e distante do contexto afetivo consegue avançar mais. É fácil compreender por que a Ordem dos Médicos recomenda que um clínico não trate de sua família, um cirurgião não a opere, um psicanalista não atenda as pessoas próximas. Desmontar uma defesa é um trabalho longo e difícil, mas o que está em jogo vale a pena: devolver a liberdade a quem a tinha perdido.

Transferência
A transferência é outra dificuldade que ocorre durante uma psicanálise. Refiro-me ao surgimento de sentimentos entre o analista e o analisado. Por exemplo, num determinado momento o psicanalista pode representar o pai ou a mãe. Essas transferências afetivas vão embaralhar as pistas e incitar a potencializar os mecanismos de sedução. Procurar seduzir o outro é tentar mostrar-se como não se é na realidade. Querermos mostrar o que julgamos ser o melhor lado de nós mesmos não é de modo algum nos mostrarmos tais como somos. É indicar pistas falsas para confundir o outro pensando seduzi-lo. O risco é em seguida fazermos tudo para corresponder à imagem que demos e que supomos seduzir o outro. Isso equivale a nos trancarmos numa prisão, a repetirmos o mesmo enredo de uma peça de teatro, a desfazermos o que realmente somos. É a perda da autenticidade.

Para libertar-se é preciso justamente não se situar num mecanismo qualquer de sedução e sim, ao contrário, ousar mostrar-se exatamente como se é. Esse é indiscutivelmente um risco da psicanálise, que, ao revelar o indivíduo a si mesmo no que ele realmente é, torna-o estranho à sua própria vida. É grande o perigo de ruptura, seja afetiva, social ou profissional, quando uma pessoa decide cortar as amarras invisíveis que a bloqueavam. Uma opção dificultosa, sem dúvida, mas é também o preço da liberdade e da felicidade.

- EVITAR OS ESTADOS DEPRESSIVOS

Assim como o estresse, os estados depressivos – a "deprê" – fazem parte de nosso vocabulário diário e todos já passamos por eles em algum momento de nossas vidas. Um estado depressivo caracteriza-se por fadiga física e moral, ruminações, impressão de "ver o copo meio vazio". A pessoa tem menos ânimo para levantar-se, as coisas parecem pouco ou nem um pouco interessantes e toda atividade parece difícil. Pode surgir em momentos difíceis da vida ou então quando tudo parece tedioso e rotineiro. Podemos também achar erroneamente que estamos deprimidos simplesmente porque não nos sentimos felizes o tempo todo ou porque nossos dias ou semanas são feitos de alternâncias de humor.

Um estado depressivo é diferente de uma depressão, que se caracteriza pelos mesmos sintomas, porém mais graves (tudo fica travado e o indivíduo não parece sensível a mais nada), e por uma duração superior a 15 dias consecutivos. Se você ou uma das pessoas próximas hipoteticamente estiver nesse caso, sem dúvida é preciso consultar um médico. Já um simples estado depressivo não dura e pode ser combatido com técnicas naturais.

Cultivar a felicidade

Todas as pesquisas científicas recentes mostram que a felicidade é uma garantia de longevidade saudável. De fato, as pessoas felizes apresentam telômeros mais longos. Telômeros são "manguitos" que guarnecem a ponta de nossos cromossomos e que vão se encurtando progressivamente com o envelhecimento. Quanto mais curtos estiverem os telômeros, maior a frequência de câncer, mal de Alzheimer, doenças cardiovasculares. Acontece que, para a mesma idade, são os indivíduos mais felizes que têm os telômeros mais longos...

Toda a questão é saber como ser feliz. Há uma grande quantidade de livros sobre esse tema, oferecendo-lhe mil e uma receitas para ver a vida cor-de-rosa. Por enquanto, nas escolas não se ensina felicidade, o que é uma pena. Entretanto, há uma exceção: hoje uma universidade americana oferece cursos sobre felicidade; e não é uma universidade qualquer, é Harvard, a mais prestigiosa. Essas aulas lotam o auditório. Sabendo-se que nos Estados Unidos os cursos são pagos, pode-se avaliar o imenso interesse dos estudantes por essa nova disciplina.

Sim, felicidade se aprende, e ser feliz não é forçosamente uma evidência. Depende mais de um estado de espírito e de um olhar específico para a vida do que das circunstâncias materiais externas. Alguns são felizes com três vezes nada, enquanto outros, à frente de imensas fortunas, vivendo em famílias amorosas e equilibradas, apresentam um estado depressivo crônico. Parece existir uma alquimia misteriosa de que alguns desfrutam e que lhes dá uma força e um bem-estar imensos. Os acontecimentos externos têm pouco domínio sobre eles; dispõem de um poder formidável: a capacidade de ser felizes na maioria das circunstâncias da vida. Entretanto, para ter acesso a esse estado que muda completamente as cartas de uma vida, é preciso ater-se a um determinado percurso. Proponho-me a dar-lhe aqui alguns instrumentos que, espero, contribuirão para auxiliá-lo a encontrar seu caminho para uma felicidade duradoura.

> **A psicologia positiva**
>
> Essa corrente da psicologia, surgida nos Estados Unidos, chegou à França há pouco e pode abalar muitas ideias correntes. Durante muito tempo a psicologia ateve-se a detectar, decifrar e tratar o que andava mal nas pessoas. Partia-se então do princípio um tanto negativo de que a personalidade de um indivíduo era definida principalmente por seus traumas e suas neuroses. Nos anos 1970, alguns pesquisadores pensaram que, ao contrário, seria interessante destacar os fatores que contribuem para o estado de bem-estar e o funcionamento ótimo de um indivíduo. Nessa perspectiva, a psicologia positiva, surgida no final da década de 1990, se interessa pelas forças e pelos valores que animam uma pessoa, em todos os setores de sua vida (vida pessoal, trabalho, família, espiritualidade etc.). Melhorando essas forças e esses valores, e principalmente seus pontos fortes, contribui-se para fortalecer a felicidade.

Equilíbrios instáveis

Imagine homens e mulheres que finalmente alcançam seus sonhos. Durante meses, anos, eles concentraram toda sua energia para atingir o objetivo que estabeleceram, sem afrouxar em momento algum. Estão absolutamente seguros de que, quando o atingirem, chegarão à felicidade absoluta, ao nirvana por toda a eternidade. Quanto mais se aproximam do alvo, mais seus desejos aumentam. Pode tratar-se de alguém procurando conquistar aquele ou aquela por quem se apaixonou à primeira vista, de um diploma difícil finalmente obtido, de uma fortuna formada com muito esforço. Imagine reencontrar essas pessoas cinco anos depois, quando muito. O desejo criado pela privação desapareceu, o amor exacerbado pela privação não é mais o mesmo. Como ganhadores da loto, eles não sabem mais o que fazer de sua vida, que sentido dar-lhe quando se tem tudo o que se pode desejar. Ela se torna uma espécie de aposentadoria antecipada em que o universo vai encolhendo dia a dia. Esse é o grande paradoxo. Corremos atrás de um ideal e, quando o alcançamos, o potente motor do desejo se desliga. O combustível da felicidade é justamente o desejo, o que complica as coisas. O tempo de uma pessoa feliz passa rápido, muito rápido. O de uma pessoa que se entedia passa muito devagar. Bergson definia o tempo como o jorramento ininterrupto de novidades imprevisíveis. Essa definição nos abre uma porta para aprendermos a ser felizes quando já conseguimos obter tudo o que queríamos. O movimento permanente é uma das chaves da felicidade. Isso significa colocar-se em perigo, saber assumir riscos, redescobrir a privação para descobrir novas sensações. As mudanças obrigam a nos adaptarmos sem parar, a fim de recriarmos novos equilíbrios, novos modos de ser felizes. Precisamos aprender a lançar permanentemente desafios a nós mesmos, encontrar novas dificuldades a vencer para nos sentirmos melhor. A história nunca termina. O movimento da vida e o movimento da felicidade estão sincronizados. A imobilidade destrói tudo: as funções intelectuais, o potencial muscular e também a aptidão para a felicidade.

Parar o filme para curtir a cena

É essencial saber parar para desfrutar melhor a vida. É o inverso de um pacote de viagem com tudo incluído, no qual você deve obrigatoriamente cumprir todas as atrações turísticas, sem deixar de tirar fotos no local que lhe indicarem para imortalizar o momento. Na volta você poderá dizer "estive lá e não perdi nada". Creio que, a rigor, a visualização de um filme sobre o lugar produziria os mesmos efeitos. A chave é justamente saber deter-se o tempo necessário para entrar em ressonância com uma paisagem, uma cena de mercado, o olhar novo de uma criança. Dê pausa na imagem e pense em cada sentido seu: audição, olfato, visão, paladar, tato. Quais são as informações colhidas, o que elas lhe despertam de particular? Concentre-se nas sensações mais agradáveis e pense só nelas. Assim você alcança pequenos momentos de felicidade e de eternidade. O essencial não é tirar a foto para mostrá-la aos outros e estocá-la, e sim desfrutar bem e imediatamente o instante, a força do momento presente. Procrastinação é o fato de deixar sempre para amanhã o que poderia ser feito hoje mesmo. Existe também uma procrastinação do prazer e da felicidade. Em sua vida diária, não esqueça de "dar pausas" regulares: pare no caminho para o trabalho, perceba os cheiros ao seu redor, detenha-se no sorriso de seu filho, sinta profundamente os sabores de um bom prato partilhado com amigos.

Parar de ruminar os pontos negativos

Está demonstrado que os indivíduos que passam o tempo repassando velhas histórias negativas de que foram vítimas ou pensando em tudo o que é negativo em seu ambiente pessoal ou profissional diminuem sua esperança de vida. Andar em círculos repensando continuamente o que não lhe convém vai desgastando o organismo um pouco cada dia. Evidentemente, não se trata de fazer como a avestruz diante de uma situação difícil; convém analisá-la para compreendê-la melhor, procurar soluções para que as coisas melhorem. Em alguns casos, depois de refletir maduramente também é preciso saber admitir que não há como melhorar uma situação. Mas depois não adianta nada estar sempre circulando em torno dos mesmos problemas. Algumas pessoas têm a tendência de remoer interiormente, danificando seus neurônios e atormentando prodigiosamente os que a cercam. Você sabia que num estudo realizado sobre o bem-estar no trabalho os colegas "choramingas" vinham em primeiro lugar na lista de desconfortos? Há uma boa solução para romper esse círculo vicioso. Consiste simplesmente em escrever num papel o que está acontecendo, o que você pensa disso, as posições a tomar ou não tomar de uma vez por todas. Em seguida, guarde esse papel e releia-o toda vez que sentir tendência para recomeçar a andar em círculos.

Trabalhar a felicidade interna bruta

O reino de Butão é um pequeno país situado no sul da Ásia. É um país pobre; vive principalmente da agricultura e do turismo. Mas tem uma particularidade. Em Butão, as autoridades decidiram não falar de produto interno bruto e sim de felicidade interna bruta. Os marcadores de bem-estar não são os bens materiais e a riqueza dos habitantes e sim o que os torna realmente felizes. Podemos inspirar-nos na filosofia desse país a título pessoal. O objetivo não é pensar no que devemos fazer, mas no que nos torna realmente felizes. É um esforço difícil, que leva a refazer uma segunda leitura de nossa vida. Seja em termos de lazer, de pessoas com as quais partilhamos nosso bem mais precioso – nosso tempo – ou do que compramos pensando em nos dar prazer. É preciso repensar tudo, em relação com nossas sensações positivas. Filtrar o que nos faz realmente felizes e o que nos deixa indiferentes. Relembre a semana que passou, selecionando o que você considera os melhores momentos, aqueles que afinal você gostaria de reviver sempre que possível. Relembre também suas várias férias, os fins de semana, as refeições com outras pessoas e vá mudando o cursor. Ficará surpreso com o resultado. A felicidade nem sempre está onde você havia imaginado...

Esse procedimento pode ser útil nas opções com que nos defrontamos no cotidiano, para assim nos livrarmos de situações nas quais desejamos só fazer como todo mundo ou copiar as imagens de pessoas felizes projetadas pelas propagandas. É uma boa escola para descobrir o grande poder de dizer não, para se proteger e não se dissolver numa coisa qualquer. Para não perder o fio, recomendo que diariamente você selecione o melhor momento do dia e pense nele com muita força para fazê--lo voltar sempre que possível. Concentre-se também no que não deveria ter feito, nas perdas de tempo inúteis, em tudo o que não gostaria de reproduzir nos próximos dias ou semanas.

Aceitar os fracassos

Tal Ben Shahar, que ensina a prática da felicidade em Harvard, enfatiza um ponto importante: o direito ao erro, à imperfeição, para alcançar a plenitude. Em suas aulas, ele pede que um estudante desenhe com giz um círculo na lousa. O círculo desenhado é perfeito. Depois lhe pede que se lembre de como desenhava com dois anos de idade: borrões que tentavam parecer círculos. É à custa de fracassar inúmeras vezes em desenhar círculos durante a infância que um dia chegamos ao círculo harmonioso. Precisamos aceitar os repetidos fracassos para chegarmos ao sucesso e principalmente não desanimarmos. Você deve aceitar que as coisas não funcionem na primeira vez, com tranquilidade e sem culpa. Compreender por que algo não funcionou é essencial para progredir. Quando uma criança é submetida a um excesso de pressão, fica realmente aniquilada com um primeiro fracasso, com risco de entrar num ciclo de insucesso caso se sinta desvalorizada e, principalmente, se perder a autoconfiança. É fundamental procurar os pontos fortes de uma criança, que vão servir de pontos de apoio, como numa escalada, transmitindo-lhe força para superar os erros normais ligados à aprendizagem. Talvez um dos segredos da felicidade se esconda nas entrelinhas da infância. Não devemos perder de vista que conservar durante toda a vida a coragem de enganar-se e de aceitar os fracassos é um trampolim para ir cada vez mais longe. É essencial adquirir bons hábitos bem cedo para ser feliz mais tarde. O desenvolvimento de pensamentos positivos é um combustível importante para a felicidade. Procure o melhor de cada momento presente, sem estar permanentemente se projetando para o passado ou o futuro, e evite estabelecer objetivos impossíveis de alcançar para em seguida ficar se roendo porque não os alcança. Os pais às vezes dão aos filhos objetivos que correspondem ao que eles mesmos gostariam de ter feito. Não tentam ver a criança ou compreendê-la em suas diferenças; pensam principalmente em si mesmos. A criança então é vivenciada como um vetor de sucesso narcisista e social deles mesmos, sem consideração por sua verdadeira natureza. Não há nada mais terrível do que passar a vida tentando alcançar o que não corresponde a nós e que além disso não está ao nosso alcance. É nessas raízes que se desenvolvem a depressão, a ansiedade e as atitudes compensatórias, como excesso de álcool, obesidade, tabagismo, uso de drogas. A felicidade decorre da adequação entre o que a pes-

> **O que as pessoas felizes têm a mais?**
>
> Mais de metade dos franceses se declaram felizes ou muito felizes. Fica em suspenso, portanto, a outra metade, à qual desejo contar alguns pequenos "truques" das pessoas felizes.
> • As circunstâncias externas, inclusive o sucesso material, têm pouco domínio sobre elas.
> • Têm consciência de que a vida é pontilhada de dificuldades e as integram no ciclo de sua existência.
> • Estão em harmonia consigo mesmas, seja na vida profissional, amorosa, familiar ou social.
> • Cuidam do corpo e da mente como bens preciosos.
> • Não procuram aprovação permanente no olhar dos outros.
> • Estão em constante ligação com a família, os amigos, os vizinhos.
> • Praticam a benevolência, a ausência de julgamento e a gratidão.
> • Têm uma rica vida interior: reflexão, espiritualidade, religião etc.
> • Sabem o que querem e têm um objetivo de vida bem definido.
> • Mas, principalmente, vivem bem ancorados no presente, sem ruminar nem repisar o passado e sem angústias nem fantasias sobre o futuro.

soa é realmente e sua vida. O objetivo é sermos nós mesmos, procurando fazer o trabalho de que gostamos, independentemente de como os outros o veem, escolher o cônjuge que realmente corresponde a nós e não o do agrado das pessoas próximas, da família ou do círculo social. Você deve ser senhor de suas escolhas, sem más influências nem motivos errados. Esse é o grande caminho a percorrer para amar-se e amar os outros, saber receber, saber dar e realizar-se cada dia mais na profissão e nas relações com os outros.

- Praticar meditação

Há nas profundezas do ser humano meios de autocura poderosos, cuja existência quase sempre é ignorada. A mente pode agir sobre o corpo de um modo espetacular e mudar o jogo. Assim, numerosos estudos científicos demonstraram que os indivíduos que praticavam regularmente meditação conseguiam reduzir a pressão arterial, a frequência cardíaca e o estresse. Outros trabalhos mostraram um melhor funcionamento do sistema imunitário. No nível neurológico, foi evidenciada uma nítida melhora da concentração intelectual e física entre os praticantes de meditação diária. Alguns resultados merecem destaque, especialmente os apresentados no congresso internacional de cardiologia em Orlando. Os participantes desse estudo praticaram meditação transcendental durante cinco anos. De origem indiana, a meditação transcendental é uma técnica mental de relaxamento e de desenvolvimento da consciência, aplicada geralmente em duas sessões diárias de 20 minutos. Observou-se que entre os que a haviam praticado o número de óbitos ligados a doenças cardiovasculares era 43% menor do que no grupo que não a praticava. O estudo abrangeu 201 pacientes com idade média de 59 anos. Deve-se observar que nos dois grupos os pacientes que seguiam tratamentos médicos continuaram a fazê-los. É difícil apresentar explicações racionais para esses resultados. Nos indivíduos que praticam meditação, o estresse diminui muito claramente. Levando em conta que o estresse é conhecido como um significativo fator de risco das doenças cardiovasculares, temos uma primeira explicação.

A prática da meditação está ao alcance de todos. Basta sentar no chão, com as pernas afastadas e os pés sobre as coxas, logo acima dos joelhos, e fixar em silêncio um objeto. Mantenha os olhos semicerrados, os braços abertos descansando nas coxas, com o polegar e o índice formando um círculo harmonioso, a coluna vertebral bem reta. Os sábios comparam essa posição com a de uma pilha de moedas de ouro. Em todos os casos, é importante não estar desconfortável, pois isso poderia perturbar o bom andamento da sessão de meditação. Se for preciso, utilize uma almofada para sentar, ou instale-se numa cadeira se tiver dores na coluna.

Depois de acomodar-se bem, é preciso aprender a esvaziar a mente, a não pensar em nada, simplesmente no objeto fixado. Sem demora surgem pensamentos automáticos, *flashbacks* do passado próximo ou distante, sobre o que você deverá fazer no dia, na semana ou nos próximos meses. Detectar esses primeiros pensamentos parasitas e aprender a fazê-los sumir é uma abordagem inicial. Pode-se comparar esse exercício a uma água na qual estejam misturadas muitas impurezas em movimento, turvando-a. Basta esperar sem mexer para que as impurezas assentem no fundo e a água volte a ficar clara e transparente. O objeto a ser olhado fixamente pode ser a ponta da chama de uma vela, por exemplo. Saber concentrar toda sua energia e toda sua atenção nesse ponto luminoso, mesmo que seja só durante cinco minutos, fará você sentir algo forte e novo dentro de si. Imagine um raio laser espalhado por toda a superfície de uma parede. Nada acontece. A mesma energia, se focalizada num único ponto, fura a parede.

O que conta na meditação é a perseverança e a regularidade desse encontro diário consigo mesmo. A respiração é fundamental. Aprender a respirar de modo calmo, lento e profundo, tendo consciência de sua própria respiração, dá melhor acesso aos benefícios da meditação. Há um grande número de técnicas e de obras sobre esse assunto. Recomendo principalmente que você siga seu instinto para saber o que lhe faz bem e, quando chegar o momento, para inventar seu próprio método. A meditação é uma trajetória apaixonante de ser seguida; quem desejar seguir esse caminho deve encontrar os meios que melhor lhe correspondam.

CAPÍTULO 9

TREINAR O CÉREBRO

"Meu cérebro é meu segundo órgão preferido."
Woody Allen

O cérebro funciona com apenas 10% ou 12% de sua capacidade. Martelamos o teclado, sendo que poderíamos compor sinfonias. O poder do cérebro é imenso; ao contrário das ideias correntes, a quantidade de substância cinzenta não é previamente determinada e não diminui com o tempo. Podemos incrementar nossas capacidades intelectuais e nossa memória, mais ou menos como calçar botas de sete léguas para ir mais rápido e mais longe. Podemos agir sobre nós mesmos e sobre os outros apenas com o poder do pensamento e da concentração, às vezes chegando à fronteira de mundos misteriosos...

O cérebro contém 100 milhões de neurônios e, ao toque, tem a consistência de um ovo cozido. Entre seus combustíveis básicos estão o açúcar e o oxigênio. Constitui a função mais importante do organismo, mas poucas pessoas pensam em preservá-lo, protegê-lo e aumentar suas capacidades. Esse é um ponto essencial, pois o estado do cérebro determina a qualidade de vida. É nele que tudo se desenrola: o prazer, o gozo, a inteligência etc. No tempo do homem das cavernas, era a força muscular que criava a relação de superioridade e que lhe permitia dominar seu território. Hoje é a inteligência. Os criadores do

Facebook, do Google ou da Microsoft são exemplos recentes de como a inteligência e a imaginação podem construir um império a partir do nada. Melhorar o desempenho cerebral é dispor de uma mente mais ativa e mais receptiva, de uma memória maior e de uma capacidade de trabalho mais eficaz. O cérebro pode ser comparado com todos os músculos do corpo. Para ter corpo de atleta não basta fazer abdominais diariamente; é preciso pensar em trabalhar todos os outros músculos: braços, coxas, pernas etc. Para o cérebro é a mesma coisa. É preciso exercitar diariamente suas diversas capacidades para torná-lo mais eficiente. Assim, no caso de um golpe duro, como o aparecimento de uma doença neurodegenerativa (mal de Alzheimer, por exemplo), ele será capaz de retardar consideravelmente a manifestação da doença.

- MODIFICAR A ESTRUTURA DO CÉREBRO

A reserva cognitiva

Como dizia Michel Lejoyeux, "tudo o que muda nos excita, nos intriga, nos estimula". É verdade que um cérebro bem "musculoso" dispõe de um gerador de emergência que em caso de pane limita os estragos: é o que se chama de reserva cognitiva, que é uma espécie de reserva das possibilidades cerebrais. Para aumentar a reserva cognitiva e reforçar os circuitos neuronais, é preciso exercitar-se diariamente. Por exemplo, empenhar-se em compreender um raciocínio científico que não é da sua área de formação estimula novas zonas do cérebro. Do mesmo modo, efetuar simultaneamente duas ações (telefonar e ler o jornal, por exemplo) solicita novos circuitos cerebrais. Tentar uma receita culinária quando o máximo que você sabe é cozinhar macarrão corresponde ao mesmo procedimento. Ao contrário das ideias correntes, novos neurônios podem nascer todo dia, em qualquer idade. Essa noção pode surpreender as pessoas que pensam que nascemos com um estoque de neurônios predeterminado e que vai progressivamente diminuindo com o passar dos anos. Não é assim. O futuro de nosso cérebro está em nossas mãos. Ele se tornará o que fizermos dele. Temos duas opções: deixá-lo ir declinando com o passar dos anos ou submetê-lo a um treinamento diário para que se torne cada vez mais eficiente. Mas dispor de um HD cerebral superpotente e rápido requer a instalação de uma verdadeira política de saúde pública pessoal. Isso porque nossa reserva cerebral está estreitamente relacionada com nossa higiene de vida, nossa reserva cognitiva está ligada aos estímulos externos e nossa reserva psicoafetiva tem ligação direta com as relações sociais.

Dispor de melhores reservas cerebrais é dotar-se da capacidade de retardar consideravelmente a chegada das doenças neurodegenerativas, aumentando o número de conexões sinápticas e ao mesmo tempo otimizando a capacidade de recrutamento de novos circuitos neuronais. O cérebro torna-se mais flexível e assim resiste melhor às doenças. A formação dessas redes alternativas constitui uma espécie de dique diante das patologias que arruínam o tecido cerebral. Precisamos aumentar nosso espaço de armazenamento, nosso poder de transmissão das informações e também estimular nossas capacidades de imaginação, de acordo com a citação de Victor Hugo: "A imaginação é a inteligência em ereção."

Cuidar do estado geral

É evidente que o estado geral do organismo tem um impacto direto sobre o estado do cérebro. Ele necessita de oxigênio para funcionar bem. Esse oxigênio é fornecido pela hemoglobina do sangue transportado pelas artérias. Se as artérias estiverem estreitadas por placas de aterosclerose que vão progressivamente entupindo-as, o cérebro será mal irrigado e, pior ainda, em certos casos a oclusão de uma artéria provocará um acidente vascular cerebral (AVC), com estragos assustadores, como hemiplegia, perda da visão, perda da linguagem. Portanto, é preciso cuidar que as artérias não se obstruam, para que o combustível essencial do cérebro chegue corretamente às células.

O colesterol deve ser controlado regularmente, porque estando em excesso ele participa da formação das placas que se depositam nas artérias (ver o capítulo 2). Consegue-se baixá-lo com um regime pobre em colesterol ou, se isso não for suficiente, com medicamentos que serão receitados pelo médico. Também podemos nos valer de certos alimentos industrializados, como iogurtes e margarinas que contêm fitoesteróis e podem reduzir em 10% a 15% a taxa de colesterol sanguíneo. Do mesmo modo, devemos controlar outras gorduras do sangue: os triglicérides.

O diabetes também atua na formação dessas placas (ver o capítulo 2). De fato, ele tem ligações importantes com a frequência de acidentes vasculares cerebrais. Seja um diabetes tratado com insulina ou o diabetes tipo 2 de maturidade, tratado com comprimidos, nunca se deve deixar que a taxa de açúcar no sangue fique alta demais. O açúcar em excesso vai agir como um veneno e arruinar todos os circuitos vasculares: os do coração, provocando infarto do miocárdio, os das pernas, causando arterite, os dos olhos.

Por fim, a hipertensão é uma verdadeira praga, porque pode perdurar anos sem manifestar sintomas, por exemplo, dores de cabeça ou uma impressão de moscas volantes diante dos olhos. Em alguns casos, a tensão é normal em repouso e sobe excessivamente em certos momentos do dia. Existe um meio para tirar isso a limpo. Basta que o médico instale na cintura do paciente um aparelhinho para registrar a pressão regularmente durante 24 horas. Por esse processo o médico poderá saber se a pressão arterial no decorrer do dia se mantém nos limites da normalidade. O impacto da tensão arterial pode ser lido também nos pequenos vasos dos olhos. Esses vasos extremamente finos são muito sensíveis a uma tensão arterial alta demais. O exame de fundo de olho, feito pelo oftalmologista, permite ter certeza de que esses pequenos vasos não estão afetados e permanecem íntegros. A hipertensão arterial pode instalar-se insidiosamente ao longo dos anos e causar graves estragos no organismo. O cérebro é um dos primeiros a sofrer as consequências. Isso é ainda mais lamentável porque hoje existem todos os recursos terapêuticos necessários para tratar e equilibrar a tensão arterial. Assim como as famílias possuem um termômetro para medir a temperatura, seria útil dispor de um aparelho automático para medir a tensão. Evidentemente, a descoberta de uma hipertensão arterial implica sistematicamente a realização de um *checkup* médico completo, tanto para procurar suas causas possíveis como para avaliar os danos que ela já causou.

A aprendizagem e os pensamentos

Pensamentos repetidos conseguem modificar a estrutura do cérebro. Cientistas pediram a um primeiro grupo de indivíduos que tocassem num piano, com a mão direita e com a esquerda, notas em sucessão regular, partindo do dedo polegar até o auricular: *"do ré mi fa sol fa mi ré do"*, repetindo-as diariamente por um longo período, durante cinco dias. Depois dos cinco dias, constataram nas imagens por ressonância magnética (IRM) que a área cerebral correspondente à flexão dos dedos havia se modificado, estando claramente aumentada em comparação com a IRM feita antes dos exercícios. A outro grupo de indivíduos esses cientistas pediram que não tocassem, mas em cada sessão ficassem ao lado do pianista e imaginassem mentalmente que estavam executando o mesmo exercício no piano. A surpresa foi constatar que os que não haviam tocado apresentavam na IRM as mesmas modificações cerebrais que aqueles que haviam efetivamente tocado. Por meio da concentração, da imaginação e do pensamento, os "espectadores" haviam chegado aos mesmos resultados que os "ativos". Pela aprendizagem de gestos, de pensamentos, de raciocínios específicos, o cérebro pode, dia após dia, "ganhar músculo" e tornar-se mais forte. Do mesmo modo, ensinando-se uma pessoa a fazer malabarismos todos os dias, as zonas cerebrais correspondentes à aptidão para malabarismo vão desenvolver-se. Por IRM pode-se ver o cérebro espessando-se nas zonas correspondentes. Em contrapartida, se a pessoa parar de fazer malabarismo, as zonas cujo volume havia aumentado voltam a um tamanho menor alguns meses depois.

    Comparando os cérebros de irmãos gêmeos que ao nascerem são estritamente idênticos, observa-se que alguns anos depois eles não se parecem mais, em função das experiências vividas e das aprendizagens em âmbitos diferentes. Graças aos avanços dos exames de imagem, o fato de poder estudar ao vivo o cérebro permite que se compreenda a que ponto nossos pensamentos e nossas ações modificam até mesmo a própria estrutura do cérebro. O mais maravilhoso é que, embora esteja contido nos estreitos limites da caixa craniana, ele sempre sabe arranjar espaço, dobrando-se para formar circunvoluções. Imagine que você tenha de colocar um grande lençol numa caixa: ele acabará formando muitas dobras, por falta de espaço. É exatamente o que acontece com o cérebro na caixa craniana. Especialistas demonstraram que, se for desdobrado sobre uma mesa, ele representa uma superfície de 2 metros quadrados com 3 milímetros de espessura. O cérebro possui uma verdadeira plasticidade, ou seja, é capaz de mudar, de evoluir continuamente, de aumentar regiões solicitadas e diminuir as inativas. Uma pessoa que achar que mudou profundamente devido a uma profissão diferente, a sensações diferentes, a novas aprendizagens verá na IRM que as zonas cerebrais correspondentes estão modificadas. Mas, se repetirmos constantemente as mesmas ações, se os mesmos pensamentos ficarem girando em círculo, o cérebro só funcionará em marcha lenta. Ele é preguiçoso quando se trata de reproduzir atividades repetitivas, como Charlie Chaplin em *Tempos modernos*. É como se entrasse em *stand-by*. Em todas as idades, precisamos aprender a fazer o que não sabíamos fazer, para estimularmos as zonas cerebrais que estão adormecidas, esperando para aparecerem.

- REGENERAR O CÉREBRO

Quebrar a rotina

No mais profundo de nosso cérebro existe uma pequena zona secreta chamada hipocampo, que funciona como um verdadeiro radar de fatos novos. Quando surge uma novidade, o hipocampo compara isso que está chegando com as antigas informações armazenadas. Se realmente for uma novidade, ele vai enviar sinais a outras zonas do cérebro para que produzam dopamina, um hormônio do prazer. Pesquisas mostraram que o novo estimula a memória.

    O cérebro tem a capacidade de despertar e de crescer em força quando não é mais submetido à rotina. Os hábitos e a repetição constituem um veneno destruidor para as capacidades intelectuais. A agilidade mental, a memória, a inteligência precisam de mudança, um combustível essencial para permanecerem confiáveis, eficientes e não se degradarem irremediavelmente com o correr do tempo. As doenças neurodegenerativas constituem uma verdadeira praga em constante aumento. Quantas pessoas, ao envelhecer, sofrem uma alteração das funções intelectuais e encaram a anquilose de seu cérebro como uma fatalidade! Justamente nesse momento elas fazem o contrário do que deveriam para permanecer saudáveis: entram em circuitos de rotina e de repetição para se protegerem. E é precisamente se protegendo que se expõem ao perigo. A falta de pequenos riscos diários, a excessiva facilidade das tarefas cotidianas, a ausência de imprevistos e de novos contatos sociais constituem de fato verdadeiros riscos. A sociedade atual todo dia suprime esforços: o elevador, o carro, o alimento cada vez mais mole, tudo é construído para diminuir o exercício físico, mas também o esforço intelectual. Na mesma idade, a mortalidade de indivíduos aposentados é maior que a de indivíduos na ativa. Atividades como o golfe, o bridge ou as palavras cruzadas não são suficientes para reproduzir os efeitos benéficos à saúde. O cérebro não se deixa enganar por distrações infantis disfarçadas de pseudoatividades para seniores.

Já foram realizados em ratos muitos estudos a respeito do impacto da rotina ou da mudança sobre o animal. Comparando ratos em gaiolas, uns submetidos a mudanças frequentes e outros a uma rotina tão regrada como papel para música, os pesquisadores não demoraram a notar que surgem modificações. Comparado com o outro, no grupo da rotina os ratos apresentam redução da libido, do apetite e movimentam-se pouquíssimo em suas gaiolas, permanecendo encolhidos num canto por dias inteiros. Outro estudo também com ratos, realizado nos Estados Unidos pelo professor Bardo, demonstrou que as mudanças consideradas como experiências surpreendentes provocavam no cérebro dos animais os mesmos efeitos que a cocaína. Esses resultados explicam por que pessoas em férias às vezes se sentem mais cansadas, até mesmo um pouco mais deprimidas que de hábito. Estamos de acordo com o objetivo das férias, de bem-estar, prazer e sensações agradáveis. Mas férias que caírem na repetição e na falta de mudança diminuem a produção de hormônios do prazer. Para muitos, a casa de praia ou de campo representa definitivamente ausência de mudança ou de aventuras, substituição de uma rotina por outra. Infelizmente, os critérios oficiais de bem-estar, relaxamento e lazer são estereotipados.

É preciso ter a coragem de quebrar os códigos e redefinir o que realmente agrada, desprendendo-se do olhar dos outros. Se você sente prazer em cuidar do lar, ouse pensar e dizer que gosta disso; se adora lixar e decapar um assoalho, não fale disso como um sofrimento, mas como um momento de prazer e relaxamento. O começo da felicidade também é ousar gostar do que para os outros é detestável. Devemos aprender a sair dos códigos quando for preciso. É o contrário do que aprendemos na escola, onde sempre temos de nos encaixar no molde.

O Ministério da Educação deveria instaurar cursos para ensinar a tornar-se mutante e a sair dos caminhos batidos. É nisso que hoje estão as chaves do sucesso. Afinal, os seres humanos são como as cobras: as que não conseguem mudar de pele quando é hora vão morrendo progressivamente.

- AUTOCONTROLE

O circuito da vontade

Nós todos nos confrontamos com a defasagem que existe entre o que prevemos fazer, os objetivos que estabelecemos e a realidade. Com excessiva frequência, as boas resoluções se desgovernam e nos remetem a uma situação de fracasso crônico que desvaloriza nossa autoimagem. A pessoa sente-se fraca e se recrimina pela falta de vontade. A reação mais frequente para tentar sair disso é deixar para o dia seguinte o que planejara fazer naquele mesmo dia e que não deu certo. Mas em geral o dia seguinte se apresenta como o anterior, com os mesmos fracassos... e os anos vão passando sem que nada seja feito. A melhor ilustração desses fracassos por falta crônica de autocontrole são os regimes para emagrecer. Mais de metade da população deseja perder peso; entretanto, é um fiasco sem precedente. Das pessoas que seguem um regime qualquer, 95% voltam a engordar no ano seguinte. Aliás, sempre fico perplexo com o nível de conhecimento de dietética dos pacientes que vêm me consultar para emagrecer. Eles conhecem a fundo o assunto, os alimentos a ser proscritos e a ser consumidos, e sabem que não existe medicamento que não seja perigoso no tratamento da obesidade. A isso geralmente adicionam uma sólida experiência a respeito dos métodos ineficazes disponí-

> **O Experimento Marshmallow**
>
> Na década de 1970 foi realizado um experimento com crianças de quatro anos; apenas hoje temos seus resultados completos. Os cientistas colocaram cada criança sozinha diante de dois pratos. Um continha um marshmallow e o outro, dois. O cientista explicava à criança que ia sair da sala e, se ela conseguisse esperar sem apertar uma campainha para chamá-lo de volta, poderia comer dois doces; se não conseguisse esperar, poderia comer só um. Através de uma câmera oculta na sala, observou-se o comportamento de cada criança. Algumas adotaram diferentes estratégias para resistir; outras comeram o doce sem esperar. Quarenta anos depois, os cientistas investigaram o que tinha acontecido com as crianças e compararam esses dados com os resultados do teste daquela época. Verificaram que as que haviam resistido sem apertar a campainha seguiram trajetórias diferentes das outras. Globalmente, haviam obtido resultados melhores nos exames universitários, tinham carreiras melhores e um nível de vida mais alto. Eram mais felizes em casa e mais saudáveis. Esse é um modelo educativo interessante que, por meio de estratégias cerebrais engenhosas, utiliza as molas da vontade para enfrentar os obstáculos da vida e ir mais longe.

veis no mercado. Tenho frequentemente a sensação de estar diante de especialistas em nutrição pelos quais nada posso fazer... enfim, quase nada.

    O denominador comum a todas essas pessoas é que a longo prazo não conseguem resistir, acabam sucumbindo, e sua falta de vontade as deixa desoladas. Penso que, se alguém quiser obter bons resultados duradouros na perda de peso, deve começar pelo essencial: autocontrole. Essa não é uma simples palavra, mas, ao contrário, uma das chaves para transformar em sucesso as derrotas diárias. De fato, o autocontrole deve ser trabalhado e reforçado, assim como um trabalho muscular gera uma circunferência abdominal sólida. A boa regulagem entre os princípios da razão, as tentações e o prazer depende totalmente do cérebro, que tem um papel essencial no controle dos impulsos.

Descobertas científicas recentes mostraram que a vontade está estreitamente ligada com o estado do cérebro. A vontade e o autocontrole são dependentes da energia de que o cérebro dispõe. Na prática, se nos esgotarmos em tarefas difíceis, restará menos energia para resistirmos. O princípio consiste em saber concentrar a energia e não dispersá-la. O uso correto de nossa energia para os pontos essenciais é crucial para otimizar o autocontrole. Nossa quantidade de energia cerebral não é infinita: esgota-se depressa e precisamos fazer opções, se quisermos que nossos desejos se tornem realidade.

Você certamente já viveu a seguinte situação: em pleno período de regime para emagrecer, se acha num jantar em que a atmosfera está particularmente tensa, seja por motivos profissionais ou por causa de conflitos entre pessoas. Uma parte de sua energia vai ficar focalizada em resolver essas tensões. Assim sendo, não resta quase nenhuma para controlar sua alimentação. Você vai sucumbir e se atirar sobre pratos que talvez nem valham a pena. Nesse momento preciso, você vai se odiar por sua falta de força de vontade. Entretanto, a solução era simples: deixar de lado os conflitos entre as pessoas e concentrar-se apenas no controle dos bocados de alimento. Convém lembrar também que a ingestão de bebidas alcoólicas diminui os sistemas de defesa e baixa o *self control*.

> **O poder dos gestos sobre o cérebro**
>
> Existem também gestos que acabam condicionando a mente e provocando reflexos de pensamento. Os gestos diários são importantes para treinar a mobilização da força interior. Alguns exemplos:
> • Como as bailarinas, treine manter o corpo reto, sem amontoar-se. Ao caminhar, imagine que está andando com uma pilha de livros equilibrada na cabeça. O efeito é rápido: com uma postura melhor você dá a impressão de dominar melhor não só as pessoas e as situações, mas também você mesmo.
> • Experimente durante um dia inteiro usar o mais possível sua mão esquerda (se você for destro), para segurar a xícara de café ou apertar o botão do elevador, por exemplo. Essa mudança estimula circuitos cerebrais habitualmente adormecidos, que vão mobilizar uma nova energia para otimizar o autocontrole em gestos simples da vida diária.
> • Utilize a mesma abordagem para abaixar-se: não se inclinando e sim flexionando as pernas.

Exercícios de autocontrole

O autocontrole necessita de exercícios para se fortalecer. Aqui estão algumas chaves para você treinar dia após dia, como num curso de educação física.

• O princípio da onda: pense intensamente numa onda que pouco a pouco vai subindo, amplia-se e vem rebentar na beira da praia. Compare mentalmente essa onda com alguma coisa que você deseja, como um doce que você quer devorar ou um cigarro que está pedindo para ser aceso. Várias ondas depois, seu desejo terá desaparecido naturalmente.

• Evite as situações de risco: é evidente que, para não queimar depressa demais a quantidade de vontade disponível no cérebro, é preciso evitar as situações de risco que forem requerer muita energia para ser resolvidas. Fazer compras numa charcutaria quase na hora do almoço demanda muito combustível cerebral para você resistir. Depois de uma guerra como essa não haverá energia de resistência suficiente para resolver os próximos conflitos.

• Viva o momento presente e não deixe para o dia seguinte: para evitar situações desagradáveis em que não se faz nada além de lamentar, é preciso viver plenamente o momento presente, partindo do seguinte ponto-chave: o que não for feito hoje não será feito nunca. Para aumentar seu autocontrole e o campo da vontade, você precisa munir-se dos meios. Eles não são inatos e devem ser trabalhados dia a dia. Viver plenamente no presente e não entre o passado e o futuro constitui a primeira etapa. Vejamos um exemplo: há alguns dias você tomou a resolução de perder peso, mas hoje começa o dia sucumbindo a um *croissant* cujo cheiro o atraiu. Como você bem sabe, são precisos sete quilômetros de *jogging* para perder o equivalente em calorias de um *croissant*. Seria um erro você se dizer que, no ponto em que está, o regime pode esperar até amanhã, pois os excessos vão se acumular tanto que cada dia será mais difícil alcançar os objetivos estabelecidos. Ao contrário, você deve retificar a pontaria imediatamente, como um veleiro que para avançar modifica sua direção em busca de novos ventos favoráveis.

A potencialização de nossa força interior para um melhor autocontrole constitui a energia e o motor essencial para conseguirmos alcançar os objetivos estabelecidos. É um verdadeiro treinamento, que devemos nos esforçar para seguir diariamente. A falta de autocontrole provoca um deslocamento progressivo da personalidade, deslocamento que um dia acaba produzindo uma defasagem importante entre o que a pessoa é realmente e sua vida diária. Quando a diferença se aprofunda, está aberta a porta para diversos sistemas de compensação do mal-estar resultante: excesso de bebidas alcoólicas levando ao alcoolismo, dilúvios calóricos levando à obesidade, fumo, drogas, antidepressivos para tentar resistir no meio de um mal-estar sem fim.

- POTENCIALIZAR A MEMÓRIA

A importância da memória

O desempenho de nossa capacidade de memória é essencial. Muito cedo compreendemos a que ponto essa função é primordial. Uma memória excelente possibilita que atravessemos com sucesso os exames escolares e os concursos universitários. Durante meus estudos de medicina, logo me confrontei com a força de memória que precisava desenvolver para vencer as dificuldades. Bem mais tarde, o pavor dos seniores é perder a memória, tendo como pano de fundo o espectro do mal de Alzheimer (ver o quadro seguinte). Constatou-se que, quanto melhor for o desempenho das funções cerebrais e da memória, mais o indivíduo estará protegido contra o mal de Alzheimer. Não se impedirá o aparecimento da doença; mas ela virá muito mais tarde na vida, o que muda tudo: entre uma doença que começa aos 70 anos e outra que surge aos 85 anos, a história não é mais a mesma.

Melhorar o desempenho da memória

A memória de curto prazo é estimulada quando, por exemplo, um amigo lhe dá oralmente seu número de telefone. Você não tem como anotá-lo, mas precisa absolutamente memorizá-lo. A memória de curto prazo pode reter cerca de sete elementos durante 20 segundos. Para melhorar esse desempenho, o mais simples é memorizar os números por grupos de dois ou de três. Se o número de telefone for 06.12.53.86.09, ou seja, dez algarismos, é muito mais fácil memorizar 061.253.860, que dá apenas três elementos. Para o último número, você pode pensar no 9 como algo novo. As associações de ideias são outro modo de melhorar o desempenho mental. Esses pequenos exercícios repetidos vão progressivamente fortalecendo a memória, tornando-a mais eficiente. Você também pode começar a aprender uma língua estrangeira para estimular a capacidade de memorização dos neurônios. Às vezes, relacionar blocos com fatos externos é um bom modo de enraizá-los mais firmemente na memória. Por exemplo, se você tiver de guardar os números 1, 4, 9, 2, é mais fácil lembrar-se de 1492, relacionando esse número com a data do descobrimento da América por Cristóvão Colombo.

Há muitos exercícios simples e práticos para dinamizar a memória. Alguns poupam tempo, como decorar o número de seu passaporte, se você viaja muito, ou da sua carteira de identidade. Memorizar o CPF também ajuda a preencher mais rapidamente os formulários. Toda vez que você reativar esses números, estará estimulando sua memória e surpreendendo as pessoas próximas, que são obrigadas a ir atrás de seus documentos para encontrarem o número correto. Você pode recorrer a artifícios mnemônicos simples, como relacionar com a

> **Mal de Alzheimer**
>
> O mal de Alzheimer é uma temível patologia degenerativa que atinge, em média, um em cada oito homens e uma em cada quatro mulheres. Não é uma doença ligada ao envelhecimento, pois pode afetar indivíduos jovens. É assustadora porque os doentes vão progressivamente perdendo a memória, a identidade, a linguagem. Não reconhecem mais os que lhes são próximos, tornam-se estranhos a si mesmos, perdem até a razão de ser. Quando a doença se manifesta, não existem medicamentos para deter a destruição irreversível das células nervosas e os pacientes morrem após alguns anos de um verdadeiro calvário. Até hoje não se descobriu a causa dessa patologia. Em contrapartida, sabe-se que há fatores de risco, entre os quais o colesterol, o diabetes, a hipertensão arterial, o fumo, a obesidade. É fácil comprender a ligação, pois artérias destinadas a irrigar o cérebro que apresentam placas de aterosclerose só podem fragilizar o bom funcionamento cerebral. Mas ao lado desses fatores conhecidos há outros elementos que podem virar o jogo. A atividade física e intelectual constitui uma formidável muralha contra essa doença. Um primeiro número já é eloquente: meia hora diária de exercício físico ininterrupto reduz em 40% os riscos de desenvolver Alzheimer em algum momento da vida. É simples e funciona muito bem. A outra vertente da proteção é treinar diariamente o cérebro para que se torne cada vez mais eficiente. Sabendo-se que em três semanas de férias se perdem 20 pontos de quociente intelectual, é fácil imaginar o risco da aposentadoria...

sigla de um estado, uma data de aniversário ou um endereço. Associações de ideias são excelentes para ativar as meninges. Outro pequeno exercício útil é repetir informações novas, tais como uma palavra desconhecida, de uma língua estrangeira, imediatamente antes de dormir, e no final de cada semana memorizar as novas palavras aprendidas.

Comer peixe é científico!

"Coma peixe, é bom para a inteligência e para a memória." Os ditados populares às vezes estão certos. Cientistas acabam de provar a exatidão dessa frase. Uma equipe apresentou no prestigioso congresso de Pittsburgh, nos Estados Unidos, um estudo científico surpreendente. O professor Cyrus Raji acompanhou durante 10 anos 260 adultos, que separou em dois grupos. O primeiro grupo consumia peixe várias vezes por semana e o segundo nunca comia peixe. Os resultados mostraram que, entre os que consumiam peixe uma a quatro vezes por semana, no período de 10 anos a substância cinzenta do cérebro permanecera preservada em várias áreas cerebrais e principalmente numa área-chave, o hipocampo, que tem uma função essencial na memória. Normalmente, o volume da substância cinzenta e do hipocampo vai diminuindo com o passar dos anos – justamente o que não aconteceu entre os comedores de peixe.

Como atualmente não dispomos de medicamentos eficazes para conservar e estimular a memória, essa descoberta é essencial. Comparando o volume da substância cinzenta dos dois grupos de pacientes, os pesquisadores estabeleceram que o risco de nos cinco anos seguintes os comedores de peixe desenvolverem desde distúrbios leves da memória até um Alzheimer era cinco vezes menor. Os médicos também constataram que, nos testes de memória aplicados nos dois grupos depois desses 10 anos de estudos, os comedores de peixe tinham um desempenho muito melhor, e que todos seus testes cognitivos eram superiores.

A outra descoberta surpreendente dessa equipe foi sobre a importância do modo de cozimento: dependendo de como é preparado, o peixe tem ou não efeitos protetores sobre a memória. O peixe grelhado, cozido no vapor, assado ou em papelote tem efeitos positivos sobre a memória, enquanto o peixe frito perde sua característica protetora. A explicação disso é que o componente do peixe que age sobre a memória é o ômega-3. Os ômega-3 são "gorduras boas", conhecidas já há muito tempo por seus efeitos benéficos em nível cardiovascular. Prova disso são os japoneses e os esquimós, grandes consumidores de peixe e que apresentam índices baixíssimos de infarto do miocárdio. Os ômega-3 agem diminuindo a quantidade de algumas "gorduras ruins" que circulam no sangue, como os triglicérides, e também tornam o sangue mais fluido. A novidade

---

Atenção, perigo!

Alguns peixes, como a enguia, devem ser evitados absolutamente. A enguia tem o defeito de concentrar os tóxicos de seu meio ambiente (dioxina, policlorobifenilas – PCBs – e metilmercúrio, além de metais pesados, como chumbo, cádmio e mercúrio), sem conseguir degradá-los. Se consumirmos enguia, os tóxicos de seu organismo passarão para o nosso, preferindo alojar-se em órgãos ricos em lipídios, como a matéria cinzenta do cérebro. Outros peixes, como a carpa, o barbo, a brema, o siluro, apesar de um pouco menos contaminados pelos PCBs, devem ser consumidos com a menor frequência possível. Esses peixes de rio são vítimas da contaminação e podem nos contaminar por sua vez.

está na demonstração de sua eficácia sobre o cérebro. Para um aproveitamento máximo de todos seus benefícios para a saúde, a sensibilidade dos ômega-3 exige que o peixe seja pouco cozido.

Na prática, os peixes com baixo teor de ômega-3 são os seguintes: polaca do Alasca, bacalhau saithe, hadoque, badejo, linguado, bacalhau ling, raia, merluza, tamboril, solha europeia e solha-escura-do-Mar-do-Norte (limanda). Os peixes com médio teor de ômega-3 são: salmonete (trilha), anchova, robalo, dourada, rodovalho, lúcio e halibute. Os peixes mais ricos em ômega-3 são: salmão, atum, sardinha, cavala e arenque. Todos esses peixes não contêm apenas ômega-3; são ricos também em proteínas, em minerais como o fósforo, em oligoelementos como iodo, zinco, cobre, selênio, flúor, e também em vitaminas A, D, E. Para a saúde, o melhor é consumir peixes que ao mesmo tempo sejam os mais ricos em ômega-3 e os menos contaminados pelos tóxicos.

CAPÍTULO 10

•

MAGNETISMO, CLARIVIDÊNCIA, CURAS MISTERIOSAS...

"Com seu ar muito natural, o sobrenatural nos rodeia."

Jules Supervielle

E se contivéssemos em nós poderes semelhantes aos da ficção científica e forças que ignoramos? Mito ou realidade? Esses poderes são reservados a uma minoria de indivíduos, ou todos podemos aprender a desenvolvê-los? Os formidáveis avanços científicos hoje nos permitem descobrir limites difíceis de imaginarmos, situados nas fronteiras da normalidade. Frequentemente na medicina, quando não se acha um diagnóstico que defina os distúrbios que afetam um paciente, diz-se que é "psicológico". Uma palavra elástica, muito prática para abarcar tudo o que não compreendemos. Por exemplo, durante muito tempo os pacientes com úlcera gástrica foram arrolados entre os doentes psiquiátricos, até o dia em que se descobriu que a úlcera é causada por uma bactéria eliminável com um simples tratamento antibiótico. Um grande número de fenômenos paranormais é sistematicamente classificado como manifestações psíquicas. Mas talvez exista uma dimensão oculta, que não aparece à primeira vista; a impressão de *déjà-vu*, a telepatia, a clarividência que revela o que vai acontecer, as curas espontâneas estão entre os primeiros exemplos. Se a ciência passar na peneira esses fenômenos, o que realmente vem à luz?

- Estudos científicos que perturbam

Para tentar compreender esses fenômenos que alguns qualificam de paranormais, foram realizados experimentos científicos e médicos, com metodologias sérias.

Experiências de déjà-vu: *uma ferramenta eficiente para dopar a memória*

O que caracteriza as experiências de *déjà-vu* [literalmente, já visto] é a mistura ao mesmo tempo de familiaridade, novidade e estranheza, sem que a pessoa consiga relacionar o que está acontecendo com qualquer coisa do passado. Equipes internacionais estudaram esse fenômeno, especialmente o professor Adachi, no Japão (Adachi *et al.*, 2006). Vários elementos foram postos em evidência. Em primeiro lugar, essas impressões de *déjà-vu* eram tanto mais frequentes quanto mais jovens e de alto nível educativo eram os indivíduos. Não foram encontradas diferenças em função do sexo, do local de residência ou do modo de vida. Segunda observação: quanto melhor for a memória da pessoa, maior a probabilidade de ela deparar com episódios de *déjà-vu*. Essas constatações levantam um ponto paradoxal: esquadrinhando as profundezas de sua memória, o indivíduo não consegue se lembrar do motivo desse *déjà-vu* e acaba pensando que está com a memória ruim. O que acontece é rigorosamente o contrário: na verdade, ele dispõe de funções mnésicas eficientes. De fato, por momentos, nosso cérebro se põe a funcionar como um computador super--rápido, sem termos consciência disso. O *flash* que ocorre corresponde a situações análogas vividas no passado, mas que não vêm totalmente à superfície. Vejamos um exemplo. Você chega a um país onde nunca esteve antes. Ao dobrar uma rua, decide matar a sede num café. Pede um refrigerante e nesse momento tem a impressão muito nítida de já haver vivido exatamente essa cena, nesse mesmo café. Você procura entre suas lembranças, mas nada aparece. É como um inquérito policial. Numa mesa vizinha está uma mulher com um vestido de verão estampado de flores cor-de-rosa. Em nenhum momento você a nota. Entretanto, quando era criança você viu sua mãe usando esse mesmo estampado. Esse detalhe é suficiente para dar à cena uma impressão de *déjà-vu*. Há outras interpretações para ele. Para Sigmund Freud o *déjà-vu* é o já sonhado. Imagine que você sonhou uma situação e esqueceu-a ao acordar. Alguns anos depois, essa situação acontece, mas você é incapaz de fazer qualquer ligação com aquele sonho esquecido.

Pesquisas recentes mostraram que, ao contrário das ideias correntes, prestar atenção não necessariamente ajudaria a ver melhor. Na prática, os pesquisadores demonstraram que dados visuais podem ter acesso à consciência independentemente da atenção que lhes prestemos. Isso significa que somos capazes de ver sem ver e, portanto, de memorizar elementos visuais sem sequer termos consciência disso no momento. Essa particularidade explica alguns fenômenos de *déjà-vu*. Nossa memória é uma estrutura em constante evolução.

Quando pensamos em nossas lembranças, imperceptivelmente, sem querer, cada vez as transformamos um pouquinho. É assim que com o passar dos anos vão surgindo falsas lembranças. Elas nunca existiram, mas a pessoa está convencida do contrário. Equipes científicas estudaram o impacto da publicidade na fabricação de falsas lembranças. Testes mostraram que consumidores que haviam visto espaços publicitários descrevendo cuidadosamente o prazer de saborear um produto doce algumas semanas depois tinham certeza de haver comido aquela sobremesa, sendo que nunca a haviam experimentado.

A telepatia escaneada

Na época dos celulares, dos SMSs e dos e-mails, a telepatia tem algo de fascinante. Poder comunicar-se com uma pessoa no outro lado do mundo, ser capaz, concentrando-se, de influir nos pensamentos dela causa tontura. Mas o que acontece realmente?

Um fenômeno misterioso
Muitos experimentos sobre telepatia continuam sem explicação. É o caso do estudo coordenado pelo professor Rudolph Peters, em Cambridge. Tudo começou com o encontro desse cientista com uma mãe cujo filho sofria de retardo mental. Além desse problema, o menino apresentava uma visão extremamente reduzida. O oftalmologista ficou muito surpreso ao constatar que, ao contrário do que esperava, as capacidades visuais do garoto eram perfeitas. Então decidiu tentar uma experiência. Pediu para a mãe sair da sala onde estava o menino. A visão dele caiu completamente. Recomeçou os testes e todas as vezes constatou que a criança conseguia passar nos testes visuais unicamente se sua mãe estivesse na mesma sala que ela. Levantou a hipótese de haver pequenos sinais imperceptíveis, previamente combinados, entre a mãe e o filho, sem que os cientistas percebessem. Sem avisar a criança, recomeçaram os testes, mas com a presença da mãe escondida numa sala vizinha. Os testes visuais foram bem-sucedidos. Então eles foram mais longe. A oito quilômetros do laboratório, mostraram

> **Telepatia e e-mail**
>
> O professor Sheldrake, nos Estados Unidos (Sheldrake e Smart, 2005), resolveu testar a possibilidade de comunicação telepática relacionada com e-mails. Selecionou quatro indivíduos para enviarem e-mails. Os participantes deviam adivinhar, um minuto antes do envio, qual dessas pessoas ia fazer isso. Depois de 552 testes, 43% conseguiram descobrir a pessoa certa, o que está largamente acima da probabilidade padrão, que seria 25%. Atualmente ainda é impossível encontrar uma explicação para esse fenômeno. Seria preciso reproduzir os experimentos com amostras mais importantes de populações para interpretar melhor os resultados.

para a mãe, de modo aleatório, cartas com números ou letras. O médico perguntava ao menino, por telefone, qual era o número ou a letra. Estatisticamente, ele poderia ter dado a resposta certa em, no máximo, 10% dos casos; entretanto, os diversos testes com o menino e a mãe resultaram na resposta certa em 32% dos casos. Essa não é uma observação isolada. Seria preciso reproduzir em maior escala o mesmo tipo de experimento para poder verificar esses dados.

Frequentemente as pessoas sentem que alguém vai lhes telefonar, que vão receber um SMS ou um e-mail; e acontece justamente o que pressentiram. É interessante notar que as experiências de telepatia geralmente envolvem pessoas que já se conhecem. Telepatia entre desconhecidos é muito mais rara.

Esboços de explicação?

Talvez haja rudimentos de explicação para os fenômenos de telepatia. Pense nesta expressão popular a respeito de duas pessoas: "existe uma química entre eles", ou então "essa pessoa tem ímã, me atrai", ou ainda "não dou liga com ela". Para tentar compreender essas atrações e repulsões entre pessoas, um número muito grande de estudos científicos vem sendo realizado há décadas. Foram destacados alguns elementos que permitem analisar melhor o que acontece, fora do contexto social ou psicológico. É verdade que a atração entre um homem e uma mulher às vezes corresponde à expressão de um modelo familial, social ou publicitário que por fim pode se realizar. De modo inconsciente, podemos integrar em nosso subconsciente modelos que correspondem ao cônjuge ideal. Ele pode assumir o aspecto de um galã de filme, de um herói de romance, do genro ideal que os pais sugerem, do primeiro aluno da classe, do aluno péssimo e rebelde etc.

Todos os modelos são possíveis, em sintonia ou em oposição com o que o mundo exterior propõe. Alguns encontram a tranquilidade escolhendo o genro ideal ou a nora perfeita para continuarem a sentir-se amados pelos pais. Outros, ao contrário, se projetam em modelos de oposição com a profunda sensação de estarem se afirmando e vivendo intensamente ao romper com os deveres impostos, mas não aceitos. Nos dois casos há risco de o resultado ser o mesmo: a escolha para agradar ou para reagir não corresponde necessariamente a um desejo profundo. Fora da dimensão psicológica da escolha de um parceiro, muitos estudos exploraram outras pistas. Evidenciou-se que a atração é mais intensa quando há diferenças genéticas significativas, e que o olfato desempenha um papel considerável no desejo sexual do outro. Os odores atuam como estímulos sexuais, principalmente os que vêm das axilas e dos pelos pubianos, por exemplo.

De qualquer forma, existem dimensões não explicadas na atração e comunicação entre os seres humanos – mas não só entre eles.

> **O papagaio, um telepata e tanto**
>
> O único animal que dispõe parcialmente da fala é o papagaio. Trabalhos sobre telepatia foram feitos com um papagaio de Nova York cuja particularidade é possuir por treinamento um vocabulário bem surpreendente, de 950 palavras. O teste consistiu em mostrar imagens ao seu proprietário, enquanto a ave permanecia num aposento vizinho. As imagens correspondiam a palavras do vocabulário que adquirira. Em 32% dos casos, o papagaio conseguiu descobrir com seu vocabulário a imagem correta, o que é estatisticamente considerável.

Outros estudos científicos enfocaram as transmissões de pensamento entre o animal e o homem. Por exemplo, foram arrolados numerosos casos de cães que se põem a uivar sem motivo algum quando seu dono se encontra em perigo longe do lugar onde eles estão. Também há casos em que o cachorro faz tudo o que pode a fim de atrair socorro para seu dono que está em perigo mortal.

Na mesma linha, outras equipes científicas estudaram o número de vezes em que um cão ficava à janela esperando o retorno do dono. Observou-se que, quando se pedia ao dono que voltasse para casa em horas aleatórias do dia, o cachorro ia sistematicamente para a janela 10 minutos antes de sua chegada; posicionava-se para recebê-lo, sendo que aquela não era sua hora habitual de voltar para casa. Foi graças a uma câmera instalada no interior da casa que os pesquisadores conseguiram evidenciar esses comportamentos específicos e misteriosos. Assim como alguns animais podem detectar espectros de cores diferentes de nós, seria possível que disponham de instrumentos de comunicação que hoje não conhecemos? Ainda temos tudo a aprender sobre os animais e seu modo de se comunicarem sem falar.

Portanto, à luz desses experimentos sobre telepatia, pode-se afirmar que essa misteriosa forma de comunicação não funciona sempre e parece funcionar melhor com algumas pessoas do que com outras. É mais ou menos como a emissora de rádio que procuramos sintonizar quando dirigimos numa estrada: aparece em alguns momentos e some em outros.

Telecomandar pelo pensamento um braço robotizado
Vítimas de acidente vascular cerebral que não haviam recuperado suas capacidades puderam beneficiar-se com tratamentos de nova geração. Por meio do pensamento conseguiam, por exemplo, pegar uma garrafa térmica com auxílio de um braço mecânico articulado e beber por um canudinho. Implantes neuronais captam ondas específicas do cérebro. Essas ondas são transformadas em pulsos elétricos em *chips* implantados e em seguida são transmitidas para um computador cuja função é mover o braço articulado de acordo com os pensamentos e as ordens da pessoa. Os implantes cerebrais são precisamente colocados durante uma intervenção cirúrgica nas regiões conhecidas por obedecer as ordens do pensamento. Isso constitui um avanço considerável para os pacientes, pois lhes possibilita uma relativa autonomia para certos gestos simples da vida diária, como beber um copo de água sem ajuda externa. Para um doente paralisado e privado da fala, é um espaço de liberdade considerável. Vinte anos atrás ninguém teria acreditado na possibilidade de comandar um objeto unicamente pelo pensamento. Não se pode falar de telepatia pura nesses experimentos; mas são avanços que abrem novas pistas sobre possibilidades de comunicação cerebral que ainda nos são desconhecidas.

- O PODER DO MAGNETISMO

Um pouco de história e de biologia

Em 1820, Hans Christian Oersted, um cientista dinamarquês, realizou com sucesso um experimento que abriu o caminho do magnetismo. Colocou uma bússola ao lado de um fio pelo qual passava uma corrente elétrica. Desligou a corrente. A direção da agulha da bússola mudou. Foi simples, mas demonstrativo. Uma bússola é composta de uma agulha magnetizada que gira livremente em torno de um eixo para indicar o norte magnético do globo terrestre. Com esse ancestral do GPS é possível ir para os quatro pontos cardeais. O experimento é apaixonante: ondas não visíveis podem mudar a direção de uma agulha metálica. O invisível torna-se visível, e esse é o início da história...

O magnetismo é um fenômeno físico em que entram em ação forças de atração ou de repulsão de um objeto sobre outro ou com cargas elétricas em movimento. Os objetos magnetizáveis podem interagir com um campo magnético por uma reação de orientação e deslocamento. Quando se trata de objetos que podem ser movidos por meio de ímãs, as coisas são simples. Mas hoje uma descoberta médica revolucionou os dados. Os pesquisadores demonstraram que existem no cérebro humano partículas magnéticas, cristais de magnetita que nos tornam receptivos aos campos magnéticos externos. São justamente esses mesmos cristais de magnetita que compõem a agulha das bússolas. Portanto, sem saber, somos receptores e emissores. Aprender como funcionam esses emissores e receptores leva a descobrir um poder insuspeitado que possuímos sem manual de instruções.

No passado, os pombos foram o primeiro modelo de estudo. Eles dispõem dessas mesmas partículas metálicas cerebrais, mas as utilizam para se direcionar nos ares, como se fossem um radar invisível. É um sistema de navegação eficiente e robusto que lhes permite percorrer o planeta de ponta a ponta em todos os meridianos. Nas grandes migrações eles utilizam esses campos eletromagnéticos terrestres para se localizarem e encontrarem o caminho.

No homem, as descobertas sobre o magnetismo trazem novas soluções para o diagnóstico e o tratamento de algumas doenças. É uma fonte de cura, graças a procedimentos não químicos que são muito bem tolerados. Os cientistas estão prestes a abrir novos caminhos que podem chegar até mesmo a mudar comportamentos, como transformar um indivíduo gentil em indivíduo agressivo e vice-versa. É fácil perceber os limites desses novos tratamentos, que não devem ser postos em todas as mãos indistintamente. Prescritos e aplicados por médicos não oferecem risco; mas nas mãos de ditadores o desenvolvimento dessa técnica seria um desastre.

Indicações terapêuticas do magnetismo

Mencionando apenas dois exemplos, o magnetismo é prescrito no caso de enxaquecas e no tratamento da depressão. Voltemos às crenças populares sobre ele. Desde sempre, os habitantes do campo falam do poder estranho e misterioso de alguns curandeiros ou magnetizadores e passam discretamente seus endereços. Todo mundo está a par do que fazem e sabe que um dia poderá recorrer a eles. Não há estudos sérios para mostrar a eficácia desses tratamentos. Entretanto, sempre

> **Efeito placebo**
>
> O efeito placebo ocorre quando um médico prescreve ao paciente pílulas contendo, por exemplo, exclusivamente açúcar e explica-lhe que se trata de um medicamento muito eficaz para tratar um sintoma, como dor ou insônia. Um terço dos pacientes considerará o medicamento eficaz, ainda mais porque o médico lhe terá recomendado que não ultrapasse a dose prescrita. O princípio consiste em acreditar firmemente que o remédio pode curar. Mostra-se ativo para cerca de 30% das pessoas, apesar de não conter absolutamente nada. Aliás, essa constatação obriga a indústria farmacêutica a sempre testar um novo medicamento contra um placebo, para garantir que a ação benéfica não se deve apenas ao efeito placebo.

aparecem pessoas contando a história de curas miraculosas das quais foram atores ou testemunhas. Na maior parte do tempo se trata de doenças contra as quais a medicina tradicional fracassou e nada tinha a propor para curar ou aliviar os pacientes.

Em minha carreira de médico, tenho sido testemunha de múltiplos exemplos: verrugas, enxaquecas, dores reumáticas, asmas, o inventário é longo... Toda vez tenho de reconhecer minha perplexidade e meu embaraço, e sempre lancei essas curas no item "efeito placebo".

Depressão

Uma em cada cinco pessoas terá depressão nervosa em algum momento da vida. Esse número mostra a que ponto esse fenômeno de sociedade é importante. Não se trata de um estado de alma passageiro e sim de uma doença real, que destrói a vida dos que afeta, podendo às vezes levar ao suicídio. Pode manifestar-se sob diversos aspectos, o que torna complexo o diagnóstico. Nos casos clássicos, a pessoa sente imensa tristeza, perda de motivação mesmo para coisas simples e perda de valor como indivíduo. Em outros casos, expressa-se por fadiga excessiva, perda de apetite ou episódios de bulimia, dificuldade para concentrar-se ou tomar decisões, queda da libido, grande irritabilidade ou agressividade, acentuada perda do prazer. Dou uma importância especial à depressão mascarada. O próprio indivíduo nem por um momento ousa pensar que está sofrendo uma depressão real. O corpo lança pedidos de socorro sem que muitas vezes nem a pessoa afetada nem os que a cercam ouçam esses SOSs de perigo. É uma doença surda, que se desenvolve sem alarde, fazendo um pouco mais de estragos cada dia.

Fatores de risco podem estar associados à depressão. Observou-se que em alguns casos a quantidade de serotonina (neurotransmissor essencial do sistema nervoso central) estava mais baixa. O hipotireoidismo e a menopausa, devido às alterações hormonais que provocam, podem participar desse estado depressivo ou desencadeá-lo. O estresse também é uma causa conhecida, principalmente quando se estende por períodos muito longos. A estação do ano também pode influenciar. Existem depressões sazonais que se manifestam no outono e no inverno, conhecidas como SAD (seasonal affective disorder); são eficientemente tratadas por luminoterapia. Por fim, às vezes a depressão se explica facilmente pela ocorrência de acontecimentos externos brutais, como um divórcio, uma morte, uma perda de emprego. A doença aparece então como uma forma de reação.

Para o tratamento existe hoje um arsenal terapêutico importante, mas que nem sempre consegue curar completamente a pessoa em sofrimento. A psicoterapia ou a psicanálise ajudam a buscar nas profundezas do indivíduo acontecimentos de seu passado que possam explicar a depressão. Freud abriu muitos caminhos para cavar fundo no inconsciente e compreender as raízes de algumas depressões. Há um grande número de medicamentos para tentar melhorar o humor, mas os resultados são inconstantes. O risco de dependência existe e não é desprezível.

Recentemente, surgiu uma nova técnica de tratamento que dá resultados promissores, possibilitando a cura ou uma acentuada melhora do estado do paciente, e isso sem medicamentos, sem riscos e sem efeitos secundários. É a estimulação magnética transcraniana. A pessoa é colocada em posição sentada. Os médicos utilizam um grande ímã situado acima de sua cabeça; ele produz um campo magnético durante cerca de 10 minutos. Essa técnica ativa uma zona cerebral precisa que vai ser estimulada pelos raios eletromagnéticos. É uma pequena área que sabidamente atua na regulação das emoções, da alegria e do prazer; situa-se a 1,6 centímetro sob o couro cabeludo, no córtex pré-frontal lateral esquerdo. Para localizar com exatidão essa área do tamanho de uma moeda, os médicos usam uma espécie de GPS cerebral, que proporciona grande precisão. Aliás, quando a zona fica estimulada, ocorre uma contração reflexa do polegar direito, como para dizer que tudo vai bem...

No animal, a estimulação dessa área esclareceu melhor o efeito benéfico da técnica. Observa-se uma liberação de dopamina, conhecida por seu efeito positivo sobre o desejo e o prazer. Esse método já é utilizado nos Estados Unidos e no Brasil com resultados positivos em grande número de pacientes. É um novo caminho alternativo e eficaz para o tratamento de uma doença que ainda causa tantos danos.

Enxaqueca e doenças neurológicas

As enxaquecas atingem três vezes mais mulheres do que homens. São dores de cabeça que ocorrem com uma frequência e um ritmo muito variáveis de uma pessoa para outra. Frequentemente, o indivíduo sente a crise aproximar-se graças a pequenos sinais neurológicos que a precedem. Também acontece que a pessoa, de tanto sofrer crises, acabe descobrindo o que as desencadeia; por exemplo, alimentos como café ou chocolate, excesso de estresse, períodos do ciclo menstrual etc. Enxaquecas são dolorosas e nem sempre respondem aos diversos tratamentos propostos. O mostruário terapêutico de medicamentos é muito variado, dos betabloqueadores ao botox, da aspirina ao paracetamol, todos tentando aliviar ou abreviar a crise.

Também neste caso a estimulação eletromagnética dá resultados positivos para muitos indivíduos. O caráter não invasivo e indolor do método constitui uma vantagem respeitável, principalmente para pessoas que vêm sofrendo a vida inteira. Em muitos casos, a estimulação magnética age reduzindo o limiar de aparecimento das crises, o que reduz significativamente a frequência delas.

A estimulação eletromagnética foi utilizada com êxito em outras patologias. Nas dores neuropáticas crônicas, rebeldes a todos os tratamentos, essa técnica contabiliza um grande número de resultados positivos. No mal de Parkinson, que se caracteriza por tremor de repouso e hipertonia, ela possibilita uma recuperação parcial do desempenho motor. Também nas distonias (como a câimbra de escritor, por exemplo) esse método se mostra benéfico. Por enquanto ainda estamos só começando a explorar esse novo meio terapêutico, mas os primeiros resultados são muito promissores e, nos casos rebeldes aos tratamentos tradicionais, incentivam a pensar nesse método que sai dos caminhos batidos.

- Poderes que não compreendemos

A primeira regra para tornar-se um excelente pesquisador é não ter *a priori*. Ele deve observar e refletir sem ideias preconcebidas. Consideremos, por exemplo, as plantas medicinais. São utilizadas há séculos na África, na Índia, na Ásia. Ao longo do tempo, gerações de homens e mulheres foram tratadas com elas, sem que se saiba por quê. Há vários anos a indústria farmacêutica vem seguindo a pista dessas plantas para decifrar seu mistério e demonstrar ou não sua real eficácia. Por enquanto, algumas práticas ancestrais se mostraram úteis para curar certas doenças. Nossos ancestrais estabeleceram instintivamente, sem saber, uma ligação entre uma planta e uma doença. Em outros casos, os resultados foram totalmente decepcionantes. Mas as pesquisas prosseguem ainda hoje.

Seguindo essa linha, tentei compreender se havia uma realidade científica nas práticas da parapsicologia. De início, simplesmente procurei saber se esses métodos, alguns com vários milhares de anos, tinham alguma legitimidade.

Predizer o futuro: as linhas da mão

Na China e na Índia a quiromancia é utilizada há cinco mil anos. Para os adeptos dessa disciplina, o objetivo é interpretar o trajeto das linhas da palma da mão, a fim de estabelecer ligações com a personalidade e o futuro da pessoa. Na quiromancia há várias linhas; a da vida seria a mais importante, indicando a vida e as rupturas, assinaladas por interrupções. As quiromantes dividem sua extensão em períodos proporcionais, para predizer o momento em que ocorrerão essas rupturas. Ela começa entre o polegar e o indicador e termina no monte de Vênus, situado na base do polegar. A segunda linha, a do meio, é a da cabeça, que corresponderia às aptidões mentais. A linha do coração daria indicações sobre a vida amorosa. Há também a linha do destino e a da sorte. Existiria uma realidade científica nessas práticas, ou são apenas charlatanismo?

Várias equipes científicas fizeram pesquisas sobre o assunto. O professor Newrick, na Grã-Bretanha (Newrick *et al.*, 1990), estudou a relação entre o comprimento da linha da vida e a longevidade real de indivíduos. Seu método tem o mérito da eficiência: em 100 autópsias, ele comparou a extensão da linha da vida e a data de falecimento. Contra toda expectativa, estabeleceu uma ligação entre ambas. O estudo abrangeu 63 homens e 37 mulheres com idades entre 27 e 105 anos. Newrick mediu com precisão cada comprimento de linha, tendo o cuidado de sempre colocar a mão esticada na mesma posição. Observou que as correlações com a mão direita eram mais fortes do que com a esquerda. Evidentemente, uma amostra de 100 pessoas é uma abordagem inicial; seria preciso estudar populações mais importantes para confirmar esses primeiros dados. Outros estudos foram feitos. Cito, a título de exemplo, um estudo indiano recente (Madan, 2011) com 336 crianças entre 3 e 6 anos. Ele conseguiu estabelecer uma ligação entre o aparecimento de cáries dentárias e a forma das impressões digitais do terceiro dedo da mão.

Se fizermos uma correlação entre o aparecimento das rugas e o tempo de vida, estudos científicos estabeleceram que, quando aparentamos 10 anos menos, vivemos 10 anos a mais. Para ilustrar esses trabalhos, basta lembrar que o fumo acelera fortemente as rugas do rosto, dá-lhe uma cor cinzenta e reduz muito a esperança de vida devido ao desenvolvimento precoce

> **Com a palavra as unhas**
>
> Certas patologias transparecem nas mãos, especialmente nas unhas. Alguns exemplos:
> • O hipocratismo digital é um sinal que sempre deve ser levado muito a sério, pois é um forte indício de doenças graves, como câncer do pulmão. As unhas encurvam levemente, como vidro de relógio. O encurvamento se dá nos dois sentidos, largura e altura. A consistência da unha é normal; a modificação é na forma.
> • A cor das unhas também é uma indicação importante: se estiverem um pouco arroxeadas, é preciso procurar sem demora o médico. Essa coloração, denominada cianose, significa que o sangue não está suficientemente oxigenado. Há várias causas possíveis: insuficiências respiratórias devidas a doenças crônicas do pulmão, câncer de pulmão, doenças cardiovasculares em que a bomba cardíaca já não faz completamente seu trabalho. Para confirmar, basta observar num segundo momento a cor dos lábios. Se também estiverem arroxeados, está feito o diagnóstico. Em contrapartida, manchas brancas sob as unhas não representam risco particular para a saúde.

de doenças cardiovasculares e de câncer. Portanto, sem passar pelas linhas da mão, há outros meios para predizer a esperança de vida; por exemplo, observar a velocidade de marcha de um indivíduo idoso.

A professora Rachel Cooper (Cooper *et al.*, 2010) pesquisou outros indícios para prever a esperança de vida objetivamente, sem usar bola de cristal. Estabeleceu em indivíduos idosos claras ligações entre a esperança de vida e vários parâmetros físicos, como a força do aperto de mão, a velocidade do andar e a rapidez em levantar de uma cadeira. Globalmente, quanto mais depressa o indivíduo se desloca e mais rapidamente se move, mais ele mantém uma boa força muscular e mais sua longevidade aumenta.

Mostre-me suas mãos

Muitas vezes as mãos contam a história de uma vida. Das mãos laboriosas do trabalhador manual às mãos finas do pianista, há uma infinidade de testemunhos. As mãos revelam a idade da pessoa mais fielmente do que o rosto. Se pensamos em passar no rosto cremes solares protetores, deveríamos ter os mesmos reflexos para as mãos, que ficam muito expostas ao sol.

Comprimento do indicador e câncer de próstata

Um recente estudo britânico mostrou que o comprimento do dedo indicador é um fator preditivo do câncer de próstata. Se um homem de menos de 60 anos tiver o dedo indicador mais longo que o anular, seu risco de desenvolver um câncer de próstata cai 87%. Se tiver mais de 60 anos, o risco cai 33%. O comprimento do indicador está relacionado com o nível de hormônios durante a gravidez. Na prática, quanto menos os meninos forem expostos à testosterona, mais longo será o indicador e maior a proteção contra o câncer de próstata.

Grafologia: um modo de diagnosticar doenças

A grafologia é utilizada para se tentar compreender as características psicológicas de uma pessoa a partir de sua escrita. Alguns departamentos de seleção de pessoal utilizam essa técnica para tentar conhecer melhor um candidato antes de uma possível contratação. A questão aqui é saber se, a partir de uma forma de escrita, é possível detectar o aparecimento de certas doenças e se a grafologia se mostra uma técnica confiável para determinar a personalidade e a psicologia de um indivíduo. É preciso reconhecer que hoje fica mais fácil recuperar o código genético de uma pessoa através de um simples fio de cabelo (lembrando que diariamente perdemos pelo menos 50 deles) do que recuperar uma amostra de escrita. Além disso, o advento dos processadores de texto e dos e-mails não deixa filtrar na forma mais nada que seja íntimo. Por fim, é evidente que uma pessoa com mal de Parkinson revelará seu tremor na escrita.

Entretanto, um estudo sobre grafologia se distingue dos outros. Foi realizado na França pelo professor Mouly, no hospital Lariboisière (Mouly *et al.*, 2007). Evidenciou que a grafologia pode servir para identificar indivíduos que apresentam risco de suicídio. Os autores dessa pesquisa selecionaram 40 pessoas que já haviam feito uma tentativa de suicídio e um grupo de 40 pessoas que *a priori* não apresentavam nenhum risco psicológico. As 80 cartas analisadas mostraram que no grupo "suicida" havia diferenças características com relação ao grupo de controle. Convém lembrar que a análise grafológica também é utilizada na área jurídica para autenticar um texto oficial, como um testamento, o que demonstra a existência de critérios sérios na interpretação de uma escrita.

- O SENSO DE OBSERVAÇÃO

Basta observar o rosto e o corpo de uma pessoa para já ter informações sobre seu estado de saúde, antes mesmo de olhar suas mãos...

Pessoas altas têm mais risco de câncer?

Um estudo com mais de um milhão de mulheres na Grã-Bretanha mostrou que a altura pode ser proporcional ao risco de um tipo qualquer de câncer. Os resultados mostraram que, quanto mais alta é uma mulher, mais aumenta seu risco de câncer. Acima de 1,73 metro, o risco aumenta 37% com relação às que medem menos de 1,50 metro. Acima dessa altura, o risco aumenta 16% cada 10 centímetros. Outro estudo demonstrou que, quanto mais alto for um homem, maior é seu risco de desenvolver câncer de testículos; os pesquisadores observaram que acima de 1,80 metro esse risco aumenta 13% cada 5 centímetros.

Gordura bem distribuída protege mais

É melhor parecer uma pera do que uma maçã. A distribuição das gorduras é um bom indicador do risco cardiovascular. Quando a gordura está localizada sobre a cintura e o ventre, os riscos cardiovasculares são mais altos do que quando o excesso de gordura se localiza abaixo da circunferência da cintura. Um estudo científico mostrou inclusive que quadris grandes representam na mulher um fator de proteção cardiovascular. Para ter uma ideia muito geral de seu próprio risco, se sua cintura medir mais de 80 centímetros (na mulher) e de 94 centímetros (no homem), consulte seu médico. É importante detectar o mais depressa possível o que a medicina define como síndrome metabólica. Para essa síndrome é preciso reunir três critérios positivos entre os seguintes: cintura superior a 80 centímetros para as mulheres e 94 centímetros para os homens;

triglicérides sanguíneos superiores a 1,50 g/l; tensão arterial superior a 130/85 mmHg; taxa de colesterol "bom" muito baixa e de colesterol "ruim" muito alta; glicemia superior a 1 g/l. Quando o diagnóstico é esse, está aberta a porta para a irrupção de doenças cardiovasculares.

- Os astros

O mês de nosso nascimento nos condiciona?

São muitas as revistas que apresentam uma rubrica "Horóscopo" e, sejamos honestos, somos muitos a lê-lo, mesmo sem acreditar. Mas, seja ele lunar ou solar, haveria algo confiável em suas previsões? Obviamente, se você ler o horóscopo de outro signo que não o seu, sempre vai encontrar detalhes que lhe dizem respeito. Às vezes notará coincidências entre as previsões astrais e acontecimentos da sua semana. Para tentar lançar alguma luz sobre o assunto, equipes científicas estudaram as possíveis ligações entre o mês de nascimento e as características da vida pessoal. Atualmente, as bases de dados sobre saúde da população são tão eficientes que é possível buscar ligações entre a data de aniversário e a saúde de uma pessoa. Evidentemente, são estudos retrospectivos. O primeiro foi realizado no Vietnã por uma equipe austríaca. Ele mostra que as mulheres nascidas em julho e agosto teriam menos filhos. As condições atmosféricas, bem como o tipo de alimentação durante a gravidez, podem ter influência sobre os órgãos reprodutores do feto. É possível que certas carências desempenhem um papel. A título de exemplo, demonstrou-se que a carência de ácido fólico durante a gravidez poderia dar origem a uma malformação fetal denominada espinha bífida. Os mesmos pesquisadores estudaram populações da Romênia e observaram que a fertilidade das mulheres nascidas em junho era superior à das nascidas em dezembro.

Em outra área, a equipe do professor Nilsson, na Suécia (Nilsson *et al.*, 2007), procurou ligações entre o mês de nascimento de uma criança e os riscos de alergias. É sabido que as alergias afetam um número cada vez maior de pessoas (ver o capítulo 4); elas duplicaram em 15 anos e atualmente atingem uma em cada três pessoas, sem diferença de idade. O estudo sueco envolveu 209 indivíduos entre 12 e 15 anos. Os pesquisadores constataram que os nascidos entre setembro e fevereiro [outono e inverno] apresentavam mais problemas de alergia, tanto respiratórias ligadas a pólens como alimentares. Inversamente, a sensibilidade ao pólen, as rinites e as conjuntivites alérgicas eram menos frequentes entre os nascidos na primavera. É possível que as crianças nascidas num momento de exposição ao pólen fiquem mais protegidas contra o contato posterior com esses alérgenos. Cientistas belgas se interessaram pela ligação entre o mal de Crohn (doença crônica inflamatória do intestino) e o mês de nascimento. O estudo, que abrangeu 1.025 pacientes, evidenciou uma correlação significativa entre o mês de nascimento e a frequência dessa doença. Os pesquisadores constataram que o risco de desenvolvê-la era muito reduzido entre as pessoas nascidas em junho. A radiação solar desempenharia um papel protetor contra certas doenças? Evidentemente, a exposição ao sol faz pensar na influência da vitamina D, que é fabricada na pele com os raios de sol, e em seu papel na prevenção de muitas doenças. O professor Bayes, na Grã-Bretanha (Bayes *et al.*, 2009), pesquisou as possíveis ligações entre a esclerose múltipla e o mês de nascimento. Para isso estudou a população escocesa, que apresenta um dos maiores índices mundiais dessa doença. Os pesquisadores observaram numa grande amostra da população que tais ligações realmente existiam. As pessoas dos dois sexos nascidas em abril [primavera] apresentavam 22% mais casos de esclerose múltipla contra 16% menos casos entre as nascidas no outono. Também na Grã-Bretanha, outra equipe médica pesquisou as correspondências entre o mês de nascimento e a anorexia mental. Observou uma frequência mais alta entre as crianças nascidas entre março e junho e uma frequência menor entre as nascidas em setembro e outubro.

Existe uma influência da lua?

Sempre houve uma verdadeira mitologia em torno da lua. Desde as doenças que ocorrem sob sua influência até a frequência de nascimentos, do temperamento que muda de acordo com a posição do astro até aqueles fenômenos inquietantes que aconteceriam na lua cheia, todas as especulações estão em aberto. A chegada dos primeiros homens em solo lunar, em 1969, nada mudou no imaginário que cerca aquele planeta. Entretanto, o que a história guardará do último milênio talvez seja somente essa primeira conquista espacial. Também neste caso vale a pena recorrer à ciência.

A equipe do professor Ahmad, em Glasgow (Ahmad *et al.*, 2008), observou, em 7 mil pacientes hospitalizados por acidentes vasculares, um número maior de internações durante os períodos de lua cheia. Nenhuma explicação foi encontrada para essa coincidência. Também o professor Roman, na Espanha (Roman *et al.*, 2004), pesquisou a influência da lua cheia sobre as internações hospitalares por sangramentos de origem digestória. Constatou um ritmo de uma admissão por dia em período de lua cheia e uma frequência de aproximadamente uma admissão cada dois dias nos outros períodos. Outras equipes, no Irã, destacaram ligações entre as crises de cólica renal e os ciclos lunares. Será que as modificações dos ciclos lunares influenciam certas condições atmosféricas que repercutem na saúde? Ou talvez, para indivíduos supersticiosos, a lua cheia aumente seu estresse?

Mais mortes em determinadas horas

Em outras áreas, explicações científicas finalmente esclarecem certas constatações que até agora pareciam devidas ao acaso. Em todos os países se observou que o número de óbitos – qualquer que fosse a causa, exceto acidentes de trânsito – era mais importante nas primeiras horas do dia. Alguns atribuem esse fenômeno ao desejo do moribundo de esperar pelos primeiros raios de sol antes de partir.

A explicação vem de uma proteína secretada em função de nosso relógio biológico. Na prática, trata-se de um gene que atua em nosso relógio interno e na contração das células cardíacas, tornando-as mais vulneráveis ao alvorecer e provocando distúrbios do ritmo cardíaco em corações em mau estado. De fato, alguns parâmetros biológicos variam de acordo com as horas do dia. Assim, o cortisol plasmático está no ponto mais alto às 8 horas da manhã. O cortisol aumenta a quantidade de açúcar no sangue, a energia e a força muscular. Os ritmos ligados à hora do dia podem deslocar-se para mais tarde (por volta de 10 ou 11 horas da manhã) ou para mais cedo (5 ou 6 horas

> **Influência do dia de aniversário sobre o dia da morte**
>
> O professor Philips, na Califórnia, estudou a influência da data de aniversário sobre a morte. Partiu de uma amostra populacional considerável, abrangendo 2,7 milhões de pessoas. As análises mostraram que a mortalidade feminina aumentava significativamente na semana seguinte ao aniversário. O cientista acredita que, para resistirem até uma data simbólica forte, as mulheres tudo fazem para prolongar a vida até essa ocasião e relaxam seus esforços depois que a data passa. É o inverso do que ocorre com os homens, cuja mortalidade aumenta na semana anterior ao aniversário, data que seria uma fonte de estresse.

da manhã). Essas defasagens entre indivíduos explicam por que alguns são mais "matinais" ou mais "noturnos".

Por enquanto, não dispomos de explicações racionais para compreender a extensão de todos esses fenômenos, podemos apenas observá-los. Evidentemente, as bases de dados atuais que recuperam os diversos "eventos saúde" de uma pessoa podem facilmente ser cruzadas com dados da meteorologia, de uma data de nascimento ou de um ciclo lunar. Talvez estejamos prestes a aprender uma nova forma de horóscopo... E nada detém alguns pesquisadores. É o caso de uma equipe americana que decidiu estudar as lápides de cemitérios e especificamente as datas de nascimento e morte de casais. Fizeram uma constatação surpreendente: observaram que os homens que haviam se casado com mulheres muito mais jovens mostravam uma longevidade superior à dos homens casados com mulheres da mesma idade que eles. Pode ser que essas jovens esposas, quando chega o momento, se tornem enfermeiras vigilantes e devotadas...

- O QUE AS CORES DA PELE SIGNIFICAM

Na maior parte do tempo, obviamente não se trata de cor franca e viva, seria fácil demais. Eu diria que se trata mais de reflexos na pele. Observar bem as variações de cor da pele à luz do dia é valioso. Para isso basta dispor de um espelho e de alguém que possa tirar suas dúvidas, se for o caso.

Cor amarela

Visível na pele e às vezes nas conjuntivas (simplificando, a parte que corresponde ao branco do olho), o amarelo quase sempre sinaliza um SOS lançado pelo fígado que não está mais funcionando como devia. As causas são muitas: hepatite viral, câncer do fígado ou das vias biliares, intoxicação alcoólica, pedras na vesícula biliar ou uma doença mais benigna, a doença de Gilbert (patologia hereditária que se expressa por uma taxa elevada de bilirrubina no sangue, sem sintomas específicos). Em todos os casos, essa constatação deve levar rapidamente a uma avaliação biológica e radiológica para encontrar a origem e iniciar um tratamento, se necessário.

Cor cinza

Evidentemente, quase sempre é a cor da pele dos fumantes. O sangue é menos bem oxigenado e a cútis se parece com a fumaça do cigarro. As rugas aparecem mais profundas e precocemente, os pequenos vasos que levam oxigênio para a pele apresentam um diâmetro menor, o que explica a má oxigenação dos tecidos. O fumo é uma calamidade que faz envelhecer mais depressa, expondo a riscos mais altos de câncer e de doenças cardiovasculares. Além do fumo, uma pele cinzenta pode ser observada em outras doenças, como o mal de Addison, uma espécie de tuberculose das glândulas suprarrenais.

Cores vermelha, branca, laranja

Além do excesso de sol, uma tez vermelha pode estar ligada a várias doenças. A poliglobulia corresponde a um número excessivo de glóbulos vermelhos no sangue. Esse excesso é perigoso, pois há risco de provocar acidentes vasculares. O rosto pode apresentar ainda outras cores. Branco pálido em caso de anemia, que pode ser indício de um pequeno sangramento oculto devido, por exemplo, a um tumor ou a uma anemia por carência de ferro ou de vitamina B12. Laranja em caso de excesso de vitamina A.

Concluindo, a não ser que você esteja voltando das férias, se as pessoas de seu convívio observarem que sua cor de pele não é a habitual, consulte sem demora um médico.

- CURAS ESPONTÂNEAS

Para um médico, não é evidente aceitar o que não é racional. Na primeira vez em que me confrontei com essa hipótese, eu era estudante e cumpria estágio no hospital. Sem conseguir compreender, assistimos então à cura espontânea de uma mulher de 50 anos que apresentava um câncer de mama com muitas metástases. Ela estava e se sabia condenada a curto prazo.

Como a descoberta de sua doença fora concomitante com o diagnóstico de câncer em fase terminal, na época fora decidido não tentar nenhum tratamento, exceto analgésicos quando solicitados. E foi contra todas as expectativas que a paciente sarou de sua doença em alguns meses, sem que nunca tenhamos compreendido a origem dessa cura misteriosa.

Descobri mais tarde que aquele não era um caso isolado. As curas espontâneas de câncer representam um caso em cada 100 mil, o que é pouquíssimo, mas não nada. Em cancerologia, para que um caso seja classificado como cura espontânea é preciso que o diagnóstico seja formal, com confirmação das biópsias, e principalmente que não tenha havido tratamentos prévios, como quimioterapia, radioterapia, imunoterapia ou cirurgia. Esses critérios explicam também a raridade desse diagnóstico, pois é excepcional que um câncer diagnosticado não receba algum tratamento.

Alguns pesquisadores se interessaram pelos pontos em comum que pudessem unir todas essas curas espontâneas em cancerologia. No fim das contas, é um modo de raciocínio que se sustenta. Em vez de procurar qual tratamento poderia curar de câncer, a ideia é pesquisar como pacientes sararam espontaneamente. Têm eles alguma coisa em comum? O que aconteceu em suas vidas que inverteu violentamente o curso de um destino funesto? Por enquanto não existe um "grande" programa de pesquisa sobre o assunto, e lamento isso. Entretanto, alguns médicos observaram certos pontos que merecem atenção. Assim, determinados cânceres estão mais representados nas curas espontâneas, como os neuroblastomas, um câncer infantil. Parece que as crianças atingidas apresentam uma mesma variante genética que poderia explicar a cura. No adulto, foram observados com mais frequência casos de cura de câncer do rim e da mama. Parece que o único ponto em comum registrado entre todos esses indivíduos que sararam espontaneamente seja que em 90% dos casos a cura ocorre depois de uma infecção viral. De fato, as células cancerosas têm deficiência da proteína interferon, normalmente conhecida por proteger as células contra os vírus. Essas constatações coincidem com ligações já identificadas muito antes entre vírus e câncer. Podemos citar como exemplos os *papilloma virus* e os cânceres de colo de útero (existe hoje uma vacina prescrita para as jovens depois da puberdade), os vírus da hepatite viral e o câncer do fígado, o vírus de Epstein Bärr e o linfoma de Burkit. Agora estamos vendo o fenômeno inverso: teria um vírus a propriedade de mudar a ordem das coisas e participar da cura do câncer? Várias equipes tomaram esse caminho. Pesquisadores australianos começaram utilizando o vírus do resfriado. Pode parecer muito surpreendente usar o resfriado para tratar de câncer; entretanto, alguns elementos surgiram. Esses trabalhos de pesquisa começaram com o caso de uma criança ugandesa de 8 anos com câncer (o linfoma de Burkit); em seguida ela contraiu sarampo (causado por um vírus) e ficou curada de seu câncer.

    Ainda nessa mesma linha, outra equipe estuda as possíveis ligações entre o vírus do herpes e o câncer. Em Cincinnati, pesquisadores aplicaram em camundongos com tumores malignos (neuroblastomas) um tratamento com uma versão mais fraca do herpes. O professor Timoty testou então duas espécies de vírus: o adenovírus (frequentemente associado ao resfriado comum) e um vírus do herpes enfraquecido (frequentemente associado ao que se costuma chamar de borbulhas de febre). O vírus do herpes mostrou-se eficaz no tratamento do câncer: uma única injeção desse vírus no camundongo bastou para curá-lo do tumor. Evidentemente, estamos apenas começando a compreender esses mecanismos para tentar explicar as curas espontâneas em cancerologia. Não temos ainda a solução, mas peças esparsas de um quebra-cabeça que precisamos montar.

EPÍLOGO

Somos detentores de poderes imensos, de cuja existência nem sequer suspeitamos. O cérebro e o corpo humano possuem capacidades inauditas que sem dúvida nunca utilizaremos, seja por ignorância ou porque não sabemos como detectá-las, identificá-las, desenvolvê-las e ativá-las. Quando um homem ou uma mulher consegue fazer coisas excepcionais, muito depressa, depressa demais, falamos de dons. Essa interpretação precipitada significa que tudo é decidido previamente, que alguns nascem com um poder que os outros não têm e que nem vale a pena tentarmos nos superar, porque não temos essa capacidade. Dizer a si mesmo que tudo funciona a partir de dons que só alguns privilegiados possuiriam equivale a construir sua vida com uma atitude de desistência. Descobrir suas capacidades e colocá-las em ação é um dos percursos mais apaixonantes que existem. Há dois mil anos Jesus Cristo abriu o caminho dessa reflexão ao indagar: "O que fizeste de teu talento?"

As capacidades do cérebro e do corpo humano abrem campos de aplicação em áreas extremamente variadas. Embora represente apenas 2% a 3% do peso do corpo, o cérebro é um órgão que consome mais de 20% da energia diária. Ele integra e sintetiza funções ligadas não só à inteligência e ao raciocínio, mas também ao afetivo, ao sensorial, tudo isso armazenado numa memória colossal. Para imaginar o que um cérebro pode tornar-se, deve-se pensar no corpo de uma pessoa que nunca praticou esporte. Os músculos estão flácidos e quase nada visíveis. Após um ano de uma hora de esporte por dia, aparecem massas musculares salientes, o corpo se torna belo, forte e vigoroso. O equilíbrio é melhor, o estresse está menos presente e a saúde é excelente. Também o cérebro precisa ativar-se e trabalhar para desenvolver-se e ser o mais operacional possível. O domínio das capacidades cerebrais é um fator essencial, que condicionará o sucesso afetivo, profissional, social e, principalmente, a felicidade.

A grande questão que surge é saber em qual direção desenvolver nossas capacidades físicas, sensoriais e intelectuais. O campo de aplicação é tão vasto que corremos o risco de nos perdermos e passar a vida borboleteando, sem conseguirmos nos realizar. Espero que este livro tenha contribuído para dar-lhe algumas pistas para melhorar seu bem-estar. Resumindo, eu diria que há duas vertentes fundamentais para uma saúde melhor.

A primeira vertente, que qualifico de essencial, diz respeito a todos nós, porque está ligada ao bem-estar e à saúde. O único recurso que temos é mantermos o corpo e a mente em excelente estado de funcionamento, se quisermos continuar avançando. O velho ditado "quem quiser ir longe cuide de seu cavalo" nunca foi tão atual. Entre os princípios fundamentais destacam-se a qualidade e a quantidade dos aportes alimentares e a atividade física diária. A nutrição é o combustível obrigatório para a vida e sua qualidade está estreitamente relacionada com nossa saúde. Como escrevi no prefácio, 30% de calorias a menos são 20% de vida a mais. Uma alimentação ruim não mata forçosamente, mas leva a adoecer anos mais tarde, prejudicando assim a qualidade de vida.

Como você também terá compreendido ao ler este livro, a atividade física é a chave da boa saúde. Trinta minutos de exercício físico por dia reduzem em 38% os riscos de mortalidade por doenças cardiovasculares, câncer e Alzheimer. Esse número já é suficiente para mostrar a que ponto essa prática representa o que chamo de um direito de viver, um dever de boa saúde. É como escovar os dentes todo dia, o que não é forçosamente apaixonante fazer depois de cada refeição. Entretanto, mais dia, menos dia a falta de escovação resulta na perda dos dentes, que vão se descarnando progressivamente. Tanto como cuidar dos dentes, cuidar do corpo é aprender a amá-lo e a fortalecer uma boa autoimagem, para si mesmo e para os outros.

A outra vertente diz respeito às nossas particularidades como indivíduos. Somos diferentes uns dos outros e, portanto, nossas escolhas na vida também são diferentes. Aconselho-o a reservar regularmente um tempo de reflexão para se perguntar como seria sua vida se você tivesse o poder de realizar tudo. Frequentemente uma vida adulta bem-sucedida é um sonho de criança que foi atendido. Entretanto, é preciso conseguir lembrar-se dos sonhos de criança, aprender a esquadrinhar a memória, as sensações, ousar dizer-se tudo, mesmo o que parece totalmente proibido pela educação ou pelo meio social. Nem sempre é fácil encontrar a solução; mas procurá-la é o começo do caminho para a liberdade pessoal. Visto que questionar a si mesmo é difícil, há uma forte tentação de deixar para amanhã, para depois de amanhã, enfim para nunca. Muitos adultos funcionam a vida inteira tendo na cabeça o tempo imenso da infância, o tempo em que sempre se terá tempo, adiando infinitamente o que deveriam fazer. É preciso ficar atento, pois a longo prazo essa estratégia conduz ao fracasso.

Este livro é um primeiro degrau para abrir o conjunto de possibilidades de que você dispõe, a fim de desenvolver os extraordinários poderes de seu cérebro e de seu corpo. Para prevenir, curar, viver mais intensamente, decuplicar seu bem-estar e simplesmente aprender a ser feliz.

A medicina chinesa, enquanto recomenda ao doente que consulte grandes médicos para se tratar, também o aconselha a encontrar-se regularmente com um grande mestre para permanecer saudável. Na realidade, esse grande mestre é o próprio indivíduo. O mestre no interior de cada um de nós é o gerador de uma harmonia perfeita. Esse procedimento é essencial para a plenitude e o bem-estar físico e mental. Pois dispomos de poderes excepcionais, que exploramos pouco ou nada. Nas profundezas do indivíduo existem jazidas preciosas, recursos poderosos esperando para se expressarem e que poderiam decuplicar nossa energia tanto física como intelectual, levando-nos a ultrapassar limites até então inatingíveis. Temos todo o potencial para nos autorrepararmos e nos protegermos das agressões externas, mas também para rejuvenescermos e passarmos para uma velocidade superior. Basta ativar algumas alavancas para dispor de um sistema anti-idade eficiente, para liberar a potência que existe em nós e mesmo conseguir viver várias vidas numa única vida. Os imensos avanços médicos com que vamos deparar nos próximos anos partem todos do mesmo princípio: aprender a ser tratado por si mesmo. Nossas próprias células se tornarão nossos medicamentos para prevenir contra doenças, curar o que hoje é incurável, regenerar nosso corpo e desafiar o tempo.

Alguns animais dispõem de poderes excepcionais. Como nós, são organismos vivos, com células que diariamente perpetuam o milagre da vida. Esses seres vivos não são de aço e sim, como os humanos, compostos de tecidos frágeis. E apesar disso...

Imagine viver 400 anos. Esse é o cotidiano de uma criaturinha chamada *Arctica islandica*. Uma equipe de cientistas descobriu-a recentemente, ao largo da costa islandesa. Esse molusco bivalve parece uma grande amêijoa. Pelo número de estrias em sua concha pode-se datar com precisão sua idade. Todo ano surge uma nova estria, como nos troncos de árvore. No mais idoso desse tipo de molusco foram contadas 410 estrias. Talvez pudesse viver ainda mais tempo, mas o fato de ser retirado das profundezas marinhas provocou sua morte. Se fizermos o cálculo, ele nasceu em 1601, no reinado de Luís XIII, uma época em que o fundo do mar era menos poluído que hoje e abrigava uma fauna e uma flora diferentes. É uma grande sorte dispormos desse tipo de ser vivo, pois ele constitui um verdadeiro marcador da vida submarina desde vários séculos.

A longevidade da *Arctica islandica* é um enigma. Como células vivas podem funcionar durante tanto tempo sem apresentar sinais de deterioração biológica? Todos os seres vivos são compostos de células que possuem muitas características em comum. Elas têm um patrimônio genético localizado no núcleo, membranas para protegê-las e possibilitar as trocas, mecanismos para produzir energia e eliminar os detritos. São verdadeiras usininhas que funcionam o ano inteiro, 24 horas por dia, sem interrupção. Qual é hoje o tempo de vida de um carro? E no entanto ele é feito de aço e não de tecidos biológicos frágeis. Quantos são capazes de rodar todos os dias, mesmo que só por 50 anos? Estudando as células desse animalzinho que vive vários séculos, dispomos de um modelo para compreender como células vivas podem resistir ao tempo e permanecer saudáveis.

A propósito, uma equipe de pesquisadores do Centro Hospitalar Universitário de Brest utilizou as células cardíacas da amêijoa como modelo para estudar o impacto dos tóxicos marinhos. Esses moluscos são um marcador muito bom para a compreensão de numerosos fenômenos biológicos. O primeiro ponto é analisar a composição da amêijoa. Isso fica mais fácil por ela ser consumida regularmente por um grande número de apreciadores. É uma excelente fonte de proteínas, com baixo teor de lipídios. É pobre em ácidos graxos saturados e, principalmente, contém os famosos ômega-3, muito conhecidos na prevenção cardiovascular. Outra ação dos ômega-3 é aumentar a fluidez do sangue, mais ou menos o que a aspirina faz por outros mecanismos. A amêijoa é também uma grande fonte de ferro (quatro vezes mais que a mesma porção de fígado de boi). O ferro auxilia na transferência de oxigênio para as células e participa da formação dos glóbulos vermelhos. O da amêijoa tem boa biodisponibilidade e é muito bem absorvido: bastam 100 gramas de amêijoa para atender a demanda diária do organismo; consumi-la aumenta os aportes de modo natural. Além do ferro, ela contém muitos minerais, como zinco, fósforo, cobre, manganês, selênio. O fósforo auxilia o crescimento e a regeneração dos tecidos, além de ser um componente importante das membranas celulares. O zinco atua na qualidade das respostas imunitárias, na cicatrização de feridas, na síntese da insulina, além de outros efeitos. O cobre atua na produção de colágeno; o selênio, na prevenção dos radicais livres. Mas consumir diariamente amêijoas como a *Arctica islandica* não nos fará viver 400 anos! É pena, pois com uma garfada teríamos resolvido a questão da imortalidade. Em contrapartida, o estudo de seus mecanismos de proteção biológica pode esclarecer-nos sobre essa longevidade excepcional.

Pesquisadores tiveram a ideia de comparar dois tipos de amêijoa: a *Artica islandica* e uma espécie de vida curta, como a *Mercenaria mercenaria*. Como no jogo dos sete erros, trata-se de encontrar as diferenças que há entre as duas, apesar da grande semelhança externa. Os cientistas continuam a explorar os sistemas de defesa biológicos que permitem que *Arctica islandica* desafie o tempo. Observaram uma extrema resistência ao estresse oxidativo, famoso por alterar o funcionamento celular com o passar do tempo, além de sistemas eficientes de reparação celular e de eliminação de radicais livres. Essa amêijoa, apelidada Ming por muitos pesquisadores, ainda tem segredos para revelar-nos. As estrias da concha indicam sua idade, mais ou menos como os sulcos dos discos de vinil antigos, e contam uma história que tem quatro séculos.

Arctica islandica vive em águas frias e sabe-se que o frio é um fator que retarda o envelhecimento. Experimentos com camundongos mostraram que baixar em apenas meio grau a temperatura do animal aumentava em 15% sua esperança de vida. O frio economiza o metabolismo. Parece que ele é um elemento que poderia atuar na longevidade. Mas essa é só uma peça de um quebra-cabeça que, se for reconstituído, nos permitirá dar passos de gigante na longevidade.

É claro que um ser humano e uma amêijoa são extremamente diferentes. Entretanto, ambos são seres biológicos vivos e frágeis que comportam em suas células biológicas os mesmos princípios fundamentais da vida. As células funcionam sem interrupção para que exista vida. As células tão frágeis desse animalzinho são capazes de resistir 400 anos na água salgada, melhor do que o casco de ferro de um navio naufragado no fundo do mar durante o mesmo período. Para chegarmos a quatro séculos de vida teremos de descobrir seu segredo.

Rana sylvatica é uma rã misteriosa que vive no norte do Canadá e que em breve vai dar origem a avanços científicos consideráveis. Ela dispõe de um poder inacreditável: o da ressurreição. Essa rã dos bosques vive em regiões frias. Quando a temperatura ambiente desce para 7 graus negativos, ela entra em criogenização; congela totalmente e então morre. O coração para e o cérebro apresenta o eletroencefalograma plano definitivo que comprova o óbito. Assim, todos os critérios para caracterizar a morte estão reunidos; aliás, são os mesmos utilizados no ser humano para emissão do atestado de óbito antes da inumação. Os pesquisadores reproduziram em laboratório o que haviam observado na natureza: congelaram as rãs. A rã morta dentro de seu bloco de gelo pode permanecer nesse estado durante semanas. Mas, quando num determinado momento eles elevam progressivamente a temperatura para trazê-la de volta ao calor ambiente, um fato surpreendente acontece: ela revive. Espontaneamente, seu coração recomeça a bater regularmente e o cérebro funciona como se nada tivesse acontecido, com a memória intacta. Sem eletrochoque para reativar a máquina, sem injeção especial, sem aparelho de oxigenação. Então como ela faz isso?

Na realidade, os pesquisadores canadenses haviam observado que no inverno forte a rã espontaneamente se enterrava no solo gelado para passar o inverno à espera de tempos melhores. Na primavera ela voltava para a vida normal na superfície. Essas rãs muito particulares foram colocadas em laboratório para se estudar esses incríveis fenômenos de ressurreição. Os pesquisadores não demoraram a encontrar uma primeira chave. Até agora, os ensaios para conservar um organismo vivo e inteiro sempre esbarraram no mesmo problema durante a crioconservação. Com o frio, formam-se espículas de gelo que destroem todas as células, transformando-as numa espécie de papa. É por isso que os ensaios de crioconservação no animal ou no homem nunca conseguiram trazê-los de volta à vida. Mas essa rã dos bosques achou a solução. Ela fabrica seu próprio anticongelante, que protege perfeitamente as células da destruição pelas espículas de gelo. Aliás, esse anticongelante tem uma composição incrivelmente simples: é uma espécie de açúcar. Assim, quando a temperatura cai abaixo de zero, o fígado da rã secreta quantidades impressionantes de glicogênio, que funciona como um anticongelante protetor e eficaz. Esse anticongelante se espalha por todos seus órgãos, pelo cérebro, pelas artérias, e vai protegê-los contra os danos causados pelo congelamento. A rã dispõe assim de uma arma extremamente poderosa para evitar os efeitos destruidores do congelamento.

Paralelamente, outras pesquisas científicas chegaram à mesma conclusão de que o uso de um anticongelante biológico era essencial para uma crioconservação eficaz. A injeção de substâncias compostas de derivados do açúcar, entre outros elementos, preserva as células e os órgãos. As pesquisas mostraram que outras substâncias também podem atuar para tornar esse congelamento ainda mais eficaz. De fato, o congelamento de tecidos vivos deve atender vários critérios. É preciso cuidar que o volume das células não seja esmagado pelo congelamento (jogando com a osmolalidade das células), não deixar que se formem cristais que as destruiriam e fazer tudo para evitar os períodos de privação de oxigênio, que prejudicariam gravemente os tecidos.

Novamente foi estudando essa famosa rã que os cientistas constataram que ela produz mais ureia e outras substâncias, como a prolina, além de um tipo específico de açúcar, a trealose. Para esclarecer mais ainda o mistério da *Rana sylvatica*, o professor Lee, nos Estados Unidos, descobriu que essa espécie de rã é portadora de uma bactéria muito estranha, a *Pseudomonas putida*. Injetando essa bactéria numa outra espécie de rã, que não era tolerante ao congelamento, descobriu que ela também se tornava resistente ao congelamento.

Portanto, está se acelerando a pesquisa para esclarecer como um organismo inteiro pode resistir assim ao congelamento e voltar à vida sem nenhuma lesão no corpo nem no cérebro. Todos os parâmetros são estudados, dos anticongelantes às bactérias, passando pelo tempo necessário para descer da temperatura ambiente ao congelamento. De fato, a velocidade de congelamento é claramente um fator muito importante para o êxito da operação. Essas pesquisas são fundamentais, pois abrem novos caminhos na conservação dos órgãos à espera de transplante. Atualmente há uma defasagem entre o número dos que necessitam de transplante e o número de doadores.

A possibilidade de guardar os órgãos durante mais tempo nos bancos de crioconservação (como já há para a pele, que pode conservar-se por mais de 10 anos) poderia sanar essa carência. Os bancos biológicos existentes já mostram a que ponto esse assunto é crucial. Hoje se sabe conservar perfeitamente embriões para futuros implantes, espermatozoides, ovócitos, células-tronco etc. Deve-se destacar, numa outra área, os trabalhos de cientistas japoneses que conseguiram clonar um camundongo mantido 16 anos num congelador. Assim, o velho ditado que diz que o frio conserva parece comprovado.

Nesse contexto, é interessante citar a experiência americana do zoológico congelado de San Diego. Pesquisadores americanos resolveram participar da preservação do patrimônio biológico da humanidade, particularmente das espécies que pudessem correr risco de extinção. Para isso, decidiram conservar por crioconservação o esperma, os ovócitos e alguns tecidos de mais de 8.400 animais de 800 espécies diferentes. É como uma arca de Noé dos tempos modernos, repertoriando todos os elementos técnicos próprios de cada espécie, desde o modo de vida até o DNA. Todos os animais coabitam: ursos-polares, rinocerontes, aves, gorilas, leões. Todos os meios estão reunidos para se poder um dia, com os avanços da ciência, ressuscitar as espécies extintas. Como o zoo está implantado numa área de risco sísmico importante, os responsáveis tomaram a precaução de duplicar todas as amostras para armazená-las numa outra área, de menor risco.

Há alguns anos, a ovelha Dolly mostrou que os limites do impossível já estavam ultrapassados. Em contrapartida, as amostras colhidas em mamutes malconservados durante 10 mil anos nada resultaram. É essencial que a crioconservação seja feita em condições tecnológicas impecáveis para que o resultado seja um sucesso. O simples exemplo da conservação de espermatozoides e ovócitos mostra claramente que são necessários critérios de coleta e de conservação exemplares para não entravar o êxito da operação. Está evidente que o caminho da conservação de células, tecidos, órgãos e organismos humanos agora está claramente aberto para o futuro e que essas pesquisas vão abalar todos os dogmas e fundamentos culturais e sociais.

A rã é conhecida desde a Antiguidade como um símbolo da ressurreição. Os gregos já lhe atribuíam um simbolismo de fecundidade e criatividade. O estandarte do rei Clóvis portava sua efígie e ela representava a trajetória espiritual para a perfeição, a ressurreição e a imortalidade – um primeiro sinal enviado da noite dos tempos por esse curioso batráquio que já descobriu uma das chaves da imortalidade. A rã dos bosques canadenses simboliza perfeitamente os colossais avanços que nos próximos anos presenciaremos na área da conservação dos seres vivos por crioconservação. Durante muito tempo essa área foi negligenciada pela pesquisa, porque parecia impossível trazer de volta à vida um organismo inteiro, principalmente com seu cérebro e sua memória intactos. A *Rana sylvatica* demonstra claramente que o impossível, o impensável, se torna possível. As primeiras tentativas de crioconservação de organismos humanos inteiros depois da morte, nos Estados Unidos, nunca deram em nada e, aliás, nunca darão. Os corpos eram postos para conservar tarde demais e sem levar em conta os anticongelantes biológicos. Mas *Rana sylvatica* nos sugere que num futuro próximo poderemos imaginar seres humanos em suspensão no tempo. Talvez 200 anos depois esses seres humanos voltem à vida, graças a novos tratamentos para curar a doença de que foram vítimas. Atualmente as pesquisas prosseguem.

Dia a dia vamos vencendo os limites entre a vida e a morte e, agora, entre a morte e a vida. Em 2012, uma equipe de pesquisadores do Institut Pasteur, em Paris, evidenciou um fenômeno perturbador. Os cientistas estudaram 16 cadáveres, o mais idoso com 95 anos. Dezessete dias depois do óbito, eles recuperaram nos músculos células-tronco e colocaram-nas em cultura. Para surpresa dos médicos, elas se multiplicaram e se diferenciaram em células musculares. É absolutamente incrível que células possam reativar-se depois de um período tão longo. Basta imaginar por um momento em que se transformam os tecidos de um cadáver depois de 17 dias: um estado de putrefação, um meio hostil infectado com uma espécie de papa de células. No meio desse magma sobrevivem células-chave, como as célula-

-tronco, que têm a capacidade de reconstruir qualquer órgão. Os cientistas estão começando a compreender como essas células realizam a façanha de permanecer vivas no meio de um organismo morto e em estado de decomposição. Na verdade, elas literalmente entram em *stand-by*, como para economizar ao máximo sua energia. Para isso, reduzem a atividade de suas mitocôndrias, células que atuam como verdadeiras usinas de energia. A falta de oxigênio parece até mesmo lhes ser proveitosa, pois as células-tronco musculares em estado de privação de oxigênio resistem melhor do que as expostas ao meio ambiente. Essas células solucionam várias equações: adaptam-se perfeitamente a um meio biologicamente horrível e ao mesmo tempo conservam plenamente todo seu potencial biológico. É de fato espantoso que células vivas possam renascer de um cadáver de mais de 15 dias. Isso abre perspectivas imensas, entre as quais uma fonte ética de células-tronco em que nunca se havia pensado.

Na prática, para resistir a uma agressão extremamente violenta, como a morte, as células inventam uma estratégia inovadora. Elas têm de enfrentar um assalto de enzimas destruidoras, de vírus, de bactérias devastadoras, além de uma falta cruel de oxigênio. Para isso, entram em estado de jejum energético, reduzindo ao máximo a quantidade de energia utilizada, mesmo tendo de fechar a maioria de suas centrais energéticas, representadas pelas mitocôndrias. Desse modo, suportam a queda drástica de oxigênio e as agressões químicas e microbiológicas. Fazem gestão de crise à sua maneira, cortando drasticamente todos os gastos energéticos e concentrando-se apenas na sobrevivência. Hoje estamos só começando o estudo desse fenômeno que poucos anos atrás teria sido classificado como sobrenatural. O caminho da ressurreição é aberto pelo jejum energético; graças a ele as células conseguem cruzar uma linha que parecia intransponível.

A imunoterapia é o símbolo de uma medicina nova, natural, que restabelece os equilíbrios fisiológicos perturbados. Ela leva a repensar totalmente os fundamentos da medicina e a utilizar os recursos pessoais para sarar. É bem verdade que é difícil oferecer para a grande maioria esse novo caminho de tratamento ultrapersonalizado. Já pressentíamos essa perspectiva com o advento da pesquisa sobre as células-tronco. Elas constituem o alicerce da medicina regenerativa que amanhã recriará em laboratório, a partir de uma célula-tronco retirada de uma pessoa, o órgão substituto de que ela precisa. Essas peças avulsas poderão ser fabricadas "a pedido" ou armazenadas para caso de necessidade.

O custo de tais pesquisas é um obstáculo muito importante. Ainda hoje um adolescente africano pode morrer de uma simples infecção, por não poder pagar 10 euros pelos antibióticos. Infelizmente convivemos com isso porque está longe de nós; mas amanhã essas desigualdades existirão em nosso próprio país. As autoridades proibirão a prática dessa nova medicina, como hoje proíbem o teste de paternidade na França. Alguns infringem a lei; enviam pelo correio a saliva do pai e da criança para a Alemanha ou a Grã-Bretanha e recebem o resultado também pelo correio. Quando o aborto era proibido na França, as mulheres passavam o canal da Mancha para abortar. A saúde não tem fronteiras, e o que é proibido num lado dos Pirineus pode ser autorizado no outro. Exceto nas ditaduras, os cidadãos são livres em seus movimentos e suas escolhas. O recente exemplo dos bancos de cordões umbilicais é particularmente expressivo.

Na França, a conservação personalizada do cordão umbilical é proibida. Convém lembrar que o cordão é muito rico em células-tronco e pode ser que no futuro essas células sejam um instrumento valioso em caso de problema de saúde. Ainda estamos apenas na fase de pesquisa, mas por que privar a criança de uma chance eventual para seu futuro? É muito simples conservar um cordão umbilical em nitrogênio líquido, e um dia ele talvez se torne uma fonte de células substitutivas e assim salve vidas. Também neste caso, basta passar uma fronteira europeia para encontrar um país cuja legislação autorize essa opção. As células-tronco que temos em nós serão amanhã nosso melhor remédio para enfrentarmos as doenças que ainda não sabemos tratar. Elas são os melhores medicamentos, escondidas no fundo de nosso organismo, esperando apenas ser ativadas para nos salvarem.

"Levamos muito tempo para nos tornarmos jovens."
Pablo Picasso

BIBLIOGRAFIA

Capítulo 1. Curar-se do excesso de peso

Aldemir M., Okulu E., Neselioglu S. *et al.*, "Pistachio diet improves erectile function parameters and serum lipid profiles in patients with erectile dysfunction", *Int. J. Impot. Res.* 23 (1), jan.-fev. 2011, pp. 32-8.

Al-Dujaili E., Smail N., "Pomegranate juice intake enhances salivary testosterone levels and improves mood and well being in healthy men and women", *Endocrine Abstracts* 28, 2012, p. 313.

Golomb A. B., Koperski S., White Halbert L., "Association between more frequent chocolate consumption and lower body mass index", *Research Letters* 172 (6), 26 mar. 2012. pp. 519-21.

Dreher M. L., "Pistachio nits: composition and potential health benefits", *Nutr. Rev.* 70 (4), pp. 234-40.

Freedman N. D., Park Y., Abnet C. C. *et al.*, "Association of coffee drinking with total and cause-specific mortality", *N. Engl. J. Med.* 366 (20), 17 maio 2012, pp. 1891-904.

Galgani J. E., Ravussin E., "Effect of dihydrocapsiate on resting metabolic rate in humans", *Am. J. Clin. Nutr.* 95 (5), nov. 2010, pp. 1089-93.

Galgut J. M., Ali S. A., "Effect and mechanism of action of resveratrol: a novel melanolytic compound from the peanut skin of arachis hypogaea", *J. Recept. Signal. Transduct. Res.* 31 (5), out. 2011, pp. 374-80.

Gebauer S. K., West S. G., Kay C. D. *et al.*, "Effects of pistachios on cardiovascular disease risk factors and potential mechanisms of action: a dose-response study", *Am. J. Clin. Nutr.* 99 (3), set. 2008, pp. 651-9.

Jakubowicz D., Froy O., Wainstein J., Boaz M., "Meal timing and composition influence ghrelin levels, appetite scores and weight loss maintenance in overweight and obese adults", *Steroids* 77 (4), 10 mar. 2012, pp. 323-31.

Jeyaraj D., Haldar S. M., Wan X. *et al.*, "Circadian rhythms govern cardiac repolarization and arrhythmogenesis", *Nature* 483 (7387), 22 fev. 2012, pp. 96-9.

Jeyaraj D., Scheer F. A., Ripperger J. A. *et al.*, Klf15 orchestrates circadian homeostasis", *Cell Metab.* 15 (3), mar. 2012, pp. 311-26.

Kim K. J., Lee M. S., Jo K., Hwang J. K., "Piperidine alkaloids from Piper retrofractum Vahl. protect against high-fat diet-induced obesity by regulating lipid metabolism and activating AMP-activated protein kinase", *Biochem. Biophys. Res. Commun.*, 411 (1), 22 jul. 2011, pp. 219-25.

Kris-Etherton P. M., Hu F. B., Ros E., Sabaté J., "The role of tree nuts and peanuts in the prevention of coronary heart disease: multiple potential mechanisms", *J. Nutr.* 138 (9), set. 2008, pp. 1746S-51S.

Lee T. A., Li Z., Zerlin A., Heber D., "Effects of dihydrocapsiate on adaptive and diet-induced thermogenesis with a high protein very low calorie diet: a randomized control trial", *Nutr. Metab.* 7 (78) (Londres), 6 out. 2010.

Liu Y., Yadev V. R., Aggarwal B. B., Nair M. G., "Inhibitory effects of black pepper (*Piper nigrum*) extracts and compounds on human tumor cell proliferation, cyclooxygenase enzymes, lipid peroxidation and nuclear transcription factor-kappa-B", *Nat. Prod. Commun.* 5 (8), ago. 2010, pp. 1253-7.

Massolt E. T., Van Haard P. M., Rehfeld J. F. *et al.*, "Appetite suppression through smelling of dark chocolate correlates with changes in ghrelin in young women", *Regul. Pept.* 161 (1-3), 9 abr. 2010, pp. 81-6.
Park U. H., Jeong H. S., Jo E. Y. *et al.*, "Piperine, a component of black pepper, inhibits adipogenesis by antagonizing PPARy activity in 3T3-L1 cells", *J. Agric. Food Chem.* 60 (15), 18 abr. 2012, pp. 3853-60.
Turski M. P., Kamiñski P., Zgrajka W. *et al.*, "Potato- an important source of nutritional kynurenic acid", *Plant. Foods Hum. Nutr.* 67 (1), mar. 2012, pp. 17-23.
Yoshioka M., Lim K., Kikuzato S. *et al.*, "Effects of red-pepper diet on the energy metabolism in men", *J. Nutr. Sci. Vitaminol.* 41 (6) (Tóquio), dez. 1995, pp. 647-56.
Yoshioka M., St-Pierre S., Suzuki M., Tremblay A., "Effects of red-pepper added to high-fat and high-carbohydrate meals on energy metabolism and substrate utilization in Japanese women", *Br. J. Nutr.* 80 (6), dez. 1998, pp. 503-10.

Capítulo 2. Dinamizar o organismo

Albu J. B., Heilbronn L. K., Kelley D. R., Look AHEAD Adipose Research Group *et al.*, "Metabolic changes following a 1-year diet and exercise intervention in patients with type 2 diabetes", *Diabetes* 59 (3), mar. 2010, pp. 627-33.
Aldemir M. *et al.*, "Pistachio diet improves erectile function parameters and serum lipid profiles in patients with erectile dysfunction", *Int. J. Impot. Res.* 23 (1), jan.-fev. 2011, pp. 32-8.
Barrès R., Yan J., Egan B. *et al.*, "Acute exercise remodels promoter methylation in human skeletal muscle", *Cell Metab.* 15 (3), 7 mar. 2012, pp. 405-11.
Benziane B., Björnholm M., Pirkmajer S. *et al.*, "Activation of AMP-activated protein kinase stimulates Na+, K+-ATPase activity in skeletal muscle cells", *J. Biol. Chem.* 287 (28), 6 jul. 2012, pp. 23451-63.

Bonorden M. J., Rogozina O. P., Kluczny C. M. *et al.*, "Intermittent calorie restriction delays prostate tumor detection and increases survival time in TRAMP mice", *Nutr. Cancer* 61 (2), 2009, pp. 265-75.

Canto C., Jiang L. Q., Deshumukh A. S. *et al.*, "Interdependence of AMPK and SIRTI for metabolic adaptation to fasting and exercise in skeletal muscle", *Cell Metab.* 11 (3), 3 mar. 2010, pp. 213-9.

Cleary M. P., Grossmann M. E., "The manner in which calories are restricted impacts mammary tumor cancer prevention", *J. Carcinog.* 10, 2011, p. 21.

DECODE Study Group, "Glucose tolerance and cardiovascular mortality – Comparison of fasting and 2-hour diagnostic criteria", *Arch. Intern. Med.* 161 (3), 2011, pp. 397-405.

Egan B., Carson B. P., Garcia-Roves P. M. *et al.*, "Exercise intensity--dependent regulation of peroxisome proliferator-activated receptor coactivator-1 mRNA abundance is associated with differential activation of upstream signalling kinase in human skeletal muscle", *J. Physiol.* 588 (Pt 10), 15 maio 2010, pp. 1779-90.

Fusco S., Ripoli C., Podda M. V. *et al.*, "A role of neuronal cAMP responsive-element binding (CREB)-1 in brain responses to calorie restriction", *Proc. Natl. Acad. Sci.* 109 (2) (EUA), jan. 2012, pp. 621-6.

Ganzer C., Zauderer C., "Promoting a brain-healthy lifestyle", *Nurs. Older People* 23 (7), set. 2011, pp. 24-7.

Hallberg O., Johansson O., "Sleep on the right side – Get cancer on the left?", *Pathophysiology* 17 (3), jun. 2010, pp. 157-60.

Hara M. R., Kovacs J. J., Whalen E. J. *et al.*, "A stress response pathway regulates DNA damage through ß2-adrenoreceptors and ß-arrestin-1", *Nature* 477 (7364), 21 ago. 2011, pp. 349-53.

Harvie M. N., Pegington M., Mattson M. P. *et al.*, "The effects of intermittent or continuous energy restriction on weight loss and metabolic disease risk markers: a randomized trial in young overweight women", *Int. J. Obes.* 35 (5) (Londres), maio 2011, pp. 714-27.

Heilbronn L. K., Civitarese A. E., Bogacka I. *et al.*, "Glucose tolerance and skeletal muscle gene expression in response to alternate day fasting", *Obes. Res.* 13 (3), mar. 2004, pp. 574-81.

Heilbronn L. K., De Jonge J., Frisard M. I., Pennington CALERIE Team *et al.*, "Effect of 6-month calorie restriction on biomarkers of longevity, metabolic adaptation, and oxidative stress in overweight individuals: a randomized controlled trial", *JAMA* 295 (13), 5 abr. 2006, pp. 1539-48.

Heilbronn L. K., Smith S. R., Martin C. K. *et al.*, "Alternate-day fasting in nonobese subjects: effects on body weight, body composition, and energy metabolism", *Am. J. Clin. Nutr.* 81 (1), jan. 2005, pp. 69-73.

Heydari A. R., Unnikrishnan A., Lucente L. V., Richardson A., "Caloric restriction and genomic stability", *Nucleic Acids Res.* 35 (22), 2007, pp. 7485-96.

Ho A. J., Raji C. A., Backer J. T. *et al.*, "The effect of physical activity, education, and body mass index on the aging brain", *Hum. Brain Mapp.* 32 (9), set. 2011, pp. 1371-82.

Johnson J. B. *et al.*, "Pretreatment with alternate day modified fast will permit higher dose and frequency of cancer chemotherapy and better cure rates", *Med. Hypotheses* 72 (4), abr. 2009, pp. 381-2.

Karbowska J., Kochan Z., "Intermittent fasting up-regulates Fsp27/Cidec gene expression in white adipose tissue", *Nutrition* 28 (3), mar. 2011, pp. 295-9.

Katare R. G., Kakinuma Y., Arikawa M. *et al.*, "Chronic intermittent fasting improves the survival following large myocardial ischemia by activation of BDNF/VEGF/PI3K signaling pathway", *J. Mol. Cell Cardiol.* 46 (3), mar. 2009, pp. 405-12.

Katzmarzyl P. T., Lee I. M., "Sedentary behaviour and life expectancy in the USA: a cause-deleted life table analysis", *BMJ Open* 2 (4), jul. 2012.

Langdon K. D., Corbett D., "Improved Working Memory Following Novel Combinations of Physical and Cognitive Activity", *Neurorehabil. Neural Repair*, 9 dez. 2011.

Larsen J. J. S. *et al.*, "The effect of intense exercise on postprandial glucose homeostasis in Type II diabetic patients", *Diabetologia* 42 (11), 1999, pp. 1282-92.

Larsen J. J. S. *et al.*, "The effect of moderate exercise on postprandial glucose homeostasis in NIDDM patients", *Diabetologia* 40 (4), 1997, pp. 447-53.

Man D. W., Tsang W. W., Hui-Chan C. X., "Do older t'ai chi practitioners have better attention and memory function?", *J. Altern. Complement. Med.* 16 (12), dez. 2010, pp. 1259-64.

Meyer P., Kayser B., Kossovsky M. P. *et al.*, "Stairs instead of elevators at workplace: cardioprotective effects of a pragmatic intervention", *Eur. J. Cardiovasc. Prev. Rehabil.* 17 (5), out. 2010, pp. 569-75.

Morris J. N., Heady J. A., Raffle P. A. B. *et al.*, "Coronary heart-disease and physical activity of work", *The Lancet*, vol. 262, nº 6795, nov. 1953, pp. 1053-7.

Netz Y., Dwolatzky T., Zinker Y. *et al.*, "Aerobic fitness and multidomain cognitive function in advanced age", *Int. Psychogeriatr.* 23 (1), fev. 2011, pp. 114-124.

Raffaghello L., Safdie F., Bianchi G. *et al.*, "Fasting and differential chemotherapy protection in patients", *Cell Cycle* 9 (22), 15 nov. 2010, pp. 4474-6.

Safdie F. M., Dorff T., Quinn D. *et al.*, "Fasting and cancer treatment in humans: A case series report", *Aging* (Albany NY) 1 (12), 31 dez. 2009, pp. 988-1007.

Singh R., Lakhanpal D., Kumar S. *et al.*, "Late one-set intermittent fasting dietary restriction as a potential intervention to retard age-associated brain function impairments in male rats", *Age* (Dordr.) 34 (4), ago. 2012, pp. 917-33.

Tajes M., Gutierrez-Cuesta J., Folch J. *et al.*, "Neuroprotective role of intermittent fasting in senescence-accelerated mice P8 (SAMP8)", *Exp. Gerontol.* 45 (9), set. 2010, pp. 702-10.

Takaishi T. *et al.*, "A short bout of stair climbing-descending exercise attenuates postprandial hyperglycemia in middle-aged males with impaired glucose tolerance", *Appl. Physiol. Nutr. Metab.*, 23 dez. 2011. [PubMed: Takaishi T., Imaeda K., Tanaka T. *et al.*,...., *Appl. Physiol. Nutr. Metab.* 37 (1), fev. 2012, pp. 193-6.]

Timmers S., Konings E., Bilet L. *et al.*, "Calorie restriction-like effects of 30 days of resveratrol supplementation on energy metabolism and metabolic profile in obese humans", *Cell Metab.* 14 (5), 2 nov. 2011, pp. 612-22.

Varady K. A. *et al.*, "Intermittent versus daily calorie restriction: which diet regimen is more effective for weight loss?", *Obes. Rev.* 12 (7), jul. 2011, pp. 593-601.

Wan R., Ahmet I., Brown M. *et al.*, "Cardioprotective effect of intermittent fasting is associated with an elevation of adiponectin levels in rats", *J. Nutr. Biochem.* 21 (5), maio 2010, pp. 413-7.

Zhao K. Q., Cowan A. T., Lee R. J. *et al.*, "Molecular modulation of airway epithelial ciliary response to sneezing", *FASEB J.* 26 (8), ago. 2012, pp. 3178-87.

Capítulo 3. Melhorar o sono

Abel E. L., Hendrix S. L., McNeeley G. S. *et al.*, "Use of electric blankets and association with prevalence of endometrial cancer", *Eur. J. Cancer Prev.* 16 (3), jun. 2007, pp. 243-50.

Gregosky M. J., Vertegel A., Shaporev A., Treifer F. A., "Tension Tamer: delivering meditation with objective heart rate acquisition for adherence monitoring using a smart phone platform", *J. Altern. Complement Med.* 19 (1), jan. 2013, pp. 17-9.

Halsey L. G., Huber J. W., Low T. *et al.*, "Does consuming breakfast influence activity levels? An experiment into the effect of breakfast consumption on eating habits and energy expenditure", *Public Health Nutr.* 15 (2), fev. 2012, pp. 238-45.

Josic J., Olsson A. T., Wickeberg J. *et al.*, "Does green tea affect postprandial glucose, insulin and satiety in healthy subjects: a randomized controlled trial", *Nutr. J.* 9, 30 nov. 2010, p. 63.

Rao S. S., Kavlock R., Rao S., "Influence of body position and stool characteristics on defecation in humans", *Am. J. Gastroenterol.* 101 (12), dez. 2006, pp. 2790-6.

Roehrs T. A., Randall S., Harris E. *et al.*, "MSLT in primary insomnia: stability and relation to nocturnal sleep", *Sleep* 34 (12), 1 dez. 2011, pp. 1647-52.

Sikirov D., "Comparison of straining during defecation in three positions: results and implications for human health", *Dig. Dis. Sci.* 48 (7), 2003, pp. 1201-5.

Capítulo 4. Livrar-se dos aborrecimentos diários: problemas digestórios e intestinais, alergias e outros

Bilhult A., Lindholm C., Gunnarsson R., Stener-Vicorin E., "The effect of massage on cellular immunity, endocrine and psychological factors in women with breast cancer – a randomized controlled clinical trial", *Auton. Neurosci.* 140 (1-2), jun. 2008, pp. 88-95.

Boyle T., Fritschi L., Heyworth J., Bull F., "Long-term sedentary work and the risk of subsite-specific colorectal cancer", *Amer. J. Epidemiol.* 173 (10), 15 maio 2011, pp. 1183-91.

Cady S. H., Jones G. E., "Massage therapy as a workplace intervention for reduction of stress", *Percept. Mot. Skills* 84 (1), fev. 1997, pp. 157-8.

Clark C. E., Taylor R. S., Shore A. C., Campbell J. L., "The difference in blood pressure readings between arms and survival: primary care cohort study", *BMJ* 344, 20 mar. 2012, p. 1327.

Clark C. E., Taylor R. S., Shore A. C. *et al.*, "Association of a difference in systolic blood pressure between arms with vascular disease and mortality: a systematic review and meta-analysis", *The Lancet* 379 (9819), 10 mar. 2012, pp. 905-14. *Epub*, 30 jan. 2012.

Cooper R., Kuh D., Hardy R., "Mortality Review Group and FALCon and HALCyon Study Teams. Objectivity measured physical capability levels and mortality: systematic review and meta-analysis", *BMJ* 341, 9 set. 2010, p. 4467.

Ever-Hadani P., Seidman D. *et al.*, "Breast feeding in Israel: maternal factors associated with choice and duration", *J. of Epidemiol. and Community Health* 48, 1994, pp. 281-5.

Green J., Cairns B. J., Casabonne D., Million Women Study Collaborators *et al.*, "Height and cancer incidence in the Million Women Study: prospective cohort, and meta-analysis of prospective studies of height and total cancer risk", *Lancet Oncol.* 12 (8), ago. 2011, pp. 785-94.

Grewen K. M., Girdler S. S., Amico J., Light K. C., "Effects of partner support on resting oxytocin, cortisol, neuropinephrine, and blood pressure before and after warm partner contact", *Psychosom. Med.* 67 (4), jul.-ago. 2005, pp. 531-8.

Katzmarzyk P. T., Church T. S., Craig C. L., Bouchard C., "Sitting time and mortality from all causes, cardiovascular disease, and cancer", *Med. Sci. Sports Exerc.* 41 (5), maio 2009, pp. 998-1005.

Lerro C. C., McGlynn K. A., Cook M. B., "A systematic review and meta-analysis of the relationship between body size and testicular cancer", *Br. J. Cancer* 103 (9), 26 out. 2010, pp. 1467-74.

Löberbauer-Purer E., Meyer N. L., Ring-Dimitriou S. *et al.*, "Can alternating lower body negative and positive pressure during exercise alter regional body fat distribution or skin appearance?", *Eur. J. Appl. Physiol.* 112 (5), maio 2012, pp. 1861-71.

Muller D. C., Giles G. G., Manning J. T. *et al.*, "Second to fourth digit ratio (2D : 4D) and prostate cancer risk in the Melbourne Collaborative Cohort Study", *Br. J. Cancer* 105 (3), 26 jul. 2011, pp. 438-40.

Waser M., Von Mutius E., Riedler J. *et al.*, "Exposition aux animaux domestiques et leur association avec le rhume des foins, l'asthme et la sensibilisation atopique chez des enfants en milieu rural", *Allergy* 60 (2), pp. 177-84.

Wiesner J., Vilcinskas A., "Antimicrobial peptides: the ancient arm of the human immune system", *Virulence* 1 (5), set.-out. 2010, pp. 440-64.

Wu M., Liu A. M. *et al.*, "Green tea drinking, high tea temperature and esophageal cancer in high- and low-risk areas of Jiangsu Province, China: A population-based case-control study", *Int. J. Cancer*, 6 nov. 2008.

Zhao K. Q., Cowan A. T., Lee R. J. *et al.*, "Molecular modulation of airway epithelial ciliary response to sneezing", *Faseb J.* 26 (8), ago. 2012, pp. 3178-87.

Capítulo 5. Combater as doenças infecciosas
e proteger os filhos

Amedei A., Codolo G., Del Prete G. *et al.*, "The effect of Helicobacter pylori on asthma and allergy", *J. Asthma Allergy* 3, 29 set. 2010, pp. 139-47.

Arnold I. C., Dehzad N., Reuter S. *et al.*, "Helicobacter pylori infection prevents allergic asthma in mouse models through the induction of regulatory T-cells", *J. Clin. Invest.* 121 (8), 1 ago. 2011, pp. 3088-93.

Au G. G., Beagley L. G., Haley E. S. *et al.*, *Oncolysis of malignant human melanoma tumors by Coxsackieviruses A13, A15 and A18*, The Picornaviral Research Unit, The School of Biomedical Sciences and Pharmacy, Faculty of Health, The University of Newcastle (Austrália).

Bjornerem A. *et al.*, "Breastfeeding protects against hip fracture in postmenopausal women: the Tromsø Study", *JBMR* 26 (12), 2011, pp. 2843-50.

D'Elios M. M., De Bernard M., "To treat or not to treat Helicobacter pylori to benefit asthma patients", *Expert. Rev. Respir. Med.* 4 (2), abr. 2010, pp. 147-50.

D'Elios M. M., Codolo G., Amadei A. *et al.*, "Helicobacter pylori, asthma and allergy", *FEMS Immunol. Med. Microbiol.* 56 (1), jun. 2009, pp. 1-8.

Ege M. J., Mayer M., Normand A. C., GABRIELA Transregio 22 Study Group *et al.*, "Exposure to environmental microorganisms and childhood asthma", *N. Engl. J. Med.* 364 (8), 24 fev. 2011, pp. 701-9.

Lee S. W., Schwarz N., "Dirty hands and dirty mouths: embodiment of the moral-purity metaphor is specific to the motor modality involved in moral transgression", *Psychol. Sci.* 21 (10), out. 2010, pp. 1423-5.

Capítulo 6. Conhecer os gestos que salvam e que tratam

Bhavsar A. S., Bhavsar S. G., Jain S. M., "A review on recent advances in dry eye: Pathogenesis and management", *Oman. J. Ophtalmol.* 4 (2), maio 2011, pp. 50-6.
Blyton F., Chuter V., Burns J., "Unknotting night-time muscle cramp: a survey of patient experience, help-seeking behaviour and perceived treatment effectiveness", *J. Foot Ankle Res.* 5 (7), 15 mar. 2012.
Chang F. Y., Lu C. L., "Hiccup: mystery, nature and treatment", *J. Neurogatroenterol. Motil.* 18 (2), abr. 2012, pp. 123-30.
Iwami T., Kitamura T., Kawamura T. *et al.*, "Chest compression-only cardiopulmonary resuscitation for out-of-hospital cardiac arrest with public-access defibrillation: a nationwide cohort study", *Circulation* 126 (24), dez. 2012, pp. 2844-51.
Krueger W. W., "Controlling motion sickness and spatial disorientation and enhancing vestibular rehabilitation with a user-worn see-through display", *Laryngoscope* 121 (supl. 2), pp. S17-35.
Mathers M. J., Sommer F., Degener S. *et al.*, "Premature ejaculation in urological routine practice", *Aktuelle Urol.* 44 (1), jan. 2013, pp. 33-9.
Odeh M., Oliven A., "Hiccups and digital massage", *Arch. Otolaryngol. Head Neck Surg.* 119 (12), dez. 1993, p. 1383.
Odeh M., Bassan H., Oliven A., "Termination of intractable hiccups with digital rectal massage", *J. Intern. Med.* 227 (2), pp. 145-6.
Piagkou M., Demesticha T., Troupis T. *et al.*, "The pterygopalatine ganglion and its role in various pain syndromes: from anatomy to clinical practice", *Pain Pract.* 12 (5), jun. 2012, pp. 399-412.

Smith M. L., Beightol L. A., Fritsch-Yelle J. M. *et al.*, "Valsalva's maneuver revisited: a quantitative method yielding insights into human autonomic control", *Am. J. Physiol.* 271 (3 Pt 2), set. 1996, pp. H1240-9.

Sorbara C., "The new guidelines on cardiopulmonary resuscitation. The anesthesiologist's point of view", *G. Ital. Cardiol.* 13 (11), nov. 2012, pp. 756-63.

Viehweg T. L., Roberson J. B., Hudson J. W., "Epistaxis: diagnosis and treatment", *J. Oral Maxillofac. Surg.* 64 (3), mar. 2006, pp. 511-8.

Capítulo 7. Alcançar a plenitude sexual

Arita R., Yanagi Y., Honda N. *et al.*, "Caffeine increases tear volume depending on polymorphisms within osine A2a receptor gene and cytochrome P450 1A2", *Ophtalmology* 119 (5), maio 2012, pp. 972-8.

Aron A., Fischer H., Mashek D. J. *et al.*, "Reward, motivation, and emotion systems associated with early-stage intense romantic love", *J. Neurophysiol.* 94 (1), jul. 2005, pp. 327-37.

Aron E. N., Aron A., Jagiellowicz J., "Sensory processing sensitivity: a review in the light of the evolution of biological responsivity", *Pers. Soc. Psychol. Rev.* 16 (3), ago. 2012, pp. 262-82.

Bartels A., Zeki S., "The neural basis of romantic love", *Neuroreport* 11 (17), nov. 2000, pp. 3829-34.

Bartels A., Zeki S., "The neural correlates of maternal and romantic love", *Neuroimage* 21, mar. 2004, pp. 1155-66.

Basler A. J., "Pilot study investigating the effects of Ayurvedic Abhyanga massage on subjective stress experience", *J. Altern. Complement Med.* 17 (5), maio 2011, pp. 435-40.

Bianchi-Demicheli F., Grafton S. T., Ortigue S., "The power of love on the human brain", *Soc. Neurosci.* 1 (2), 2006, pp. 90-103.

Cambron J. A., Dexheimer J., Coe P., "Changes in blood pressure after various forms of therapeutic massage: a preliminary study", *J. Altern. Complement Med.* 12 (1), jan.-fev. 2006, pp. 65-70.

Campo J., Perera M. A., Del Romero J. *et al.*, "Oral transmission of HIV, reality or fiction? An update", *Oral Dis.* 12 (3), maio 2006, pp. 219-28.

Cohen M. S., Shugars D. C., Fiscus S. A., "Limits on oral transmission of HIV-1", *The Lancet* 356 (9226), 22 jul. 2000, p. 272.

Corty E. W., "Perceived ejaculatory latency and pleasure in different outlets", *J. Sex. Med.* 5 (11), nov. 2008, pp. 2694-702.

Corty E. W., Guardiani J. M., "Canadian and American sex therapist's perceptions of normal and abnormal ejaculatory latencies: how long should intercourse last?", *J. Sex. Med.* 5 (5), maio 2008, pp. 1251-6.

Cox S. W., Rodriguez-Gonzalez E. M., Booth V., Eley B. M., "Secretory leukocyte protease inhibitor and its potential interactions with elastase and cathepsin B in gingival crevicular fluid and saliva from patients with chronic periodontitis", *J. Periodontal Res.* 41 (5), out. 2006, pp. 477-85.

Crane J. D., Ogborn D. I., Cupido C. *et al.*, "Massage therapy attenuates inflammatory signaling after exercise-induced muscle damage", *Sci. Transl. Med.* 4 (119), 1 fev. 2012.

De Boer A., Van Buel E. M., Ter Horst G. J., "Love is more than just a kiss: a neurobiological perspective on love and affection", *Neuroscience* 201, 10 jan. 2012, pp. 114-24.

Denison F. C., Grant V. E., Calder A. A., Kelly R. W., "Seminal plasma components stimulate interleukin-8 and interleukin-10 release", *Med. Hum. Reprod.* 5 (3), mar. 1999, pp. 220-6.

Diamond L. M., Wallen K., "Sexual minority women's sexual motivation around the time of ovulation", *Arch. Sex. Behav.* 40 (2), abr. 2011, pp. 237-46.

Diamond L. M., Hicks A. M., Otter-Henderson K. D., "Every time you go away: changes in affect, behaviour, and physiology associated with travel-related separations from romantic partners", *J. Pers. Soc. Psychol.* 95 (2), ago. 2008, pp. 385-403.

Doumas S., Kolokotronis A., Stefanopoulos P., "Anti-inflammatory and antimicrobial roles of secretory leukocyte protease inhibitor", *Infect. Immun.* 73 (3), mar. 2005, pp. 1271-74.

Emanuele E. *et al.*, "Raised plasma nerve growth factor levels associated with early-stage romantic love", *Psychoneuroendocrinology* 31 (3), abr. 2006, pp. 288-94.

Forest C. P., Padma-Nathan H., Liker H. R., "Efficacy and safety of pomegranate juice on improvement of erectile dysfunction in male patients with mild to moderate erectile dysfunction: a randomized placebo-controlled, double-blind, crossover study", *Int. J. Impot. Res.* 19 (6), nov.-dez. 2007, pp. 564-7.

Garcia F. D., Thibaut F., "Sexual addictions", *Am. J. Drug Alcohol Abuse* 36 (5), set. 2010, pp. 254-60.

Gelstein S., Yeshurun Y., Rozenkrantz L. *et al.*, "Human tears contain a chemosignal", *Science* 331 (6014), 14 jan. 2011, pp. 226-30.

Goertz C. H., Grimm R. H., Svendsen K., Grandits G., "Treatment of Hypertension with Alternative Therapies (THAT) Study: a randomized clinical trial", *J. Hypertens.* 20 (10), out. 2002, pp. 2063-8.

Grewen K. M., Anderson B. J., Girdler S. S., Light K. C., "Warm partner contact is related to lower cardiovascular reactivity", *Behav. Med.* 29 (3), 2003, pp. 123-30.

Grewen K. M., Girdler S. S., Light K. C., "Relationship quality: effects on ambulatory blood pressure and negative affect in a biracial sample of men and women", *Blood Press. Monit.* 10 (3), jun. 2005, pp. 117-24.

Hardesteam J., Petterson L., Ahlm C. *et al.*, "Antiviral effect of human saliva against hantavirux", *J. Med. Virol.* 80 (12), dez. 2008, pp. 2122-6.

Hendrie C. A., Brewer G., "Kissing is an evolutionary adaptation to protect against Human Cytomegalovirus-like teratogenesis", *Med. Hypotheses* 72 (2), fev. 2010, pp. 222-4.

Jefferson L. L., "Exploring effects of therapeutic massage and patient teaching in the practice of diaphragmatic breathing on blood pressure, stress, and anxiety in hypertensive African-American women: an intervention study", *J. Natl. Black Nurses Assoc.* 21 (1), jul. 2010, pp. 17-24.

Kimata H., "Kissing selectively decreases allergen-specific IgE production in atopic patients", *J. Psychosom. Res.* 60 (5), maio 2006, pp. 545-7.

Kort H. I., Massey J. B., Elsner C. W. *et al.*, "Impact of body mass index values on sperm quantity and quality", *J. Androl.* 27 (3), maio-jun. 2006, pp. 450-2.

Maloney J. M., Chapman M. D., Sicherer S. H., "Peanut allergen exposure through saliva: assessment and interventions to reduce exposure", *J. Allergy Clin. Immunol.* 118 (3), set. 2006, pp. 719-24.

Moeini M., Givi M., Ghasempour Z., Sadeghi M., "The effect of massage therapy on blood pressure of women with pre-hypertension", *Iranian J. Nurs. Midwifery Res.* 16 (1), inverno 2011, pp. 61-70.

Olney C. M., "The effect of therapeutic back massage in hypertensive persons: a preliminary study", *Biol. Res. Nurs.* 7 (2), out. 2005, pp. 98-105.

Ortigue S., Bianchi-Demicheli F., Patel N. *et al.*, "Neuroimaging of love: fMRI meta-analysis evidence toward new perspectives in sexual medicine", *J. Sex. Med.* 7 (11), nov. 2010, pp. 3541-52.

Pfaffe T., Cooper-White J., Beyerlein P. *et al.*, "Diagnostic potential of saliva: current state and future applications", *Clin, Chem.* 57 (95), maio 2011, pp. 675-87.

Rieger G., Savin-Williams R. C., "The yes have it: sex and sexual orientation differences in pupil dilation patterns", *PLoS One* 7 (8), 2012.

Sharkey D. J., Tremellen K. P., Jasper M. J. *et al.*, "Seminal fluid induces leukocyte recruitment and cytokine and chemokine mRNA expression in the human cervix after coitus", *J. Immunol.* 188 (5), 1 mar. 2012, pp. 2445-54.

Shugars D. C., Sweet S. P., Malamud D. *et al.*, "Saliva and inhibition of HIV-1 infection: molecular mechanisms", *Oral Dis.* 8 Supl. 2, pp. 169-75.

Smith M., Geffen N., Alasbali T. *et al.*, "Digital ocular massage for hypertensive phase after Ahmed valve surgery", *J. Glaucoma* 19 (1), jan. 2010, pp. 11-4.

Waldinger M. D., Schweitzer D. H., "Retarded ejaculation in men: an overview of psychological and neurobiological insights", *World J. Urol.* 23 (2), jun. 2005, pp. 76-81.

Waldinger M. D., Schweitzer D. H., "Persistent genital arousal disorder in 18 Dutch women: Part II. A syndrome clustered with restless legs and overactive bladder", *J. Sex. Med.* 6 (2), fev. 2009, pp. 482-97.

Waldinger M. D., Van Gils A. P., Ottervanger H. P. *et al.*, "Persistent genital arousal disorder in 18 Dutch women: Part I. MRI, EEG, and transvaginal ultrasonography investigations", *J. Sex. Med.* 6 (2), fev. 2009, pp. 474-81.

Welling L. L., Jones B. C., DeBruine L. M. *et al.*, "Men report stronger attraction to femininity in womens's faces when their testosterone levels are high", *Horm. Behav.* 54 (5), nov. 2008, pp. 703-8.

Werner C., Fürster T., Widmann T. *et al.*, "Physical exercise prevents cellular senescence in circulating leukocytes and in the vessel wall", *Circulation* 120 (24), 15 dez. 2009, pp. 2438-47.

Wiesner J., Vilcinskas A., "Antimicrobial peptides: the ancient arm of the human immune system", *Virulence* 1 (5), set.-out. 2010, pp. 440-64.

Younger J., Aron A., Parke S. *et al.*, "Viewing pictures of a romantic partner reduces experimental pain: involvement of neural reward systems", *PLoS One* 5 (10), 13 out. 2010, e13309.

Capítulo 8. Eliminar o estresse e os estados depressivos

Ditzen B., Neumann I. D., Bodenmann G. *et al.*, "Effects of different kinds of couple interaction on cortisol and heart rate responses to stress in women", *Psychoneuroendocrinology* 32 (5), jun. 2007, pp. 565-74.

Grewen K. M., Girdler S. S., Amico J., Light K. C., "Effects of partner support on resting oxytocin, cortisol, norepinephrine, and blood pressure before and after warm partner contact", *Psychosom. Med.* 67 (4), jul.-ago. 2005, pp. 531-8.

Gruber J., Kogan A., Quoidbach J., Mauss I. B., "Happiness is best kept stable: Positive emotion variability is associated with poorer psychological health", *Emotion* 13 (1), fev. 2013, pp. 1-6.

Light K. C., Grewen K. M., Amico J. A., "More frequent partner hugs and higher oxytocin levels are linked to lower blood pressure and heart rate in premenopausal women", *Biol. Psychol.* 69 (1), abr. 2005, pp. 5-21.

Massolt E. T., Van Haard P. M., Rehfeld J. F. *et al.*, "Appetite suppression through smelling of dark chocolate correlates with changes in ghrelin in young women", *Regul. Pept.* 161 (1-3), 9 abr. 2010, pp. 81-6.

McLauglin N., "Happiness is a warm hug. Research suggests keeping employees happy is a great wellness program", *Mod. Healthc.* 38 (47), 24 nov. 2008, p. 18.

Capítulo 9. Treinar o cérebro

Abel E. L., Kruger M. L., "Age heterogamy and longevity: evidence from Jewish and Christian cemeteries", *PubMed* – indexado para MEDLINE. *Biodemography Soc. Biol.* 54 (1), primavera 2008, pp. 1-7.

Abel E. L., Kruger M. L., "Symbolic significance of initials on longevity", *PubMed* – indexado para MEDLINE. *Percept. Mot. Skills* 104 (1), fev. 2007, pp. 179-82.

Abel E. L., Kruger M. M., Pandya K., "Sopranos but not tenors live longer", *Aging Male* 15 (2), jun. 2012, pp. 109-10.

Almqvist C., Garden F., Kemp. A. S., CAPS Investigators *et al.*, "Effects of early cat or dog ownership on sensitisation and asthma in a high-risk cohort without disease-related modification of exposure", *Paediatr. Perinat. Epidemiol.* 24 (2), mar. 2010, pp. 171-8.

Bedrosian T. A., Fonken L. K., Walton J. C. *et al.*, "Dim light at night provokes depression-like behaviors and reduces CAI dendritic spine density in female hamsters", *Psychoneuroendocrinology* 36 (7), ago. 2011, pp. 1062-9.

Bjornerem A., Ahmed L. A., Jorgensen L. *et al.*, "Breastfeeding protects against hip fracture in postmenopausal women: the Tromsø Study", *J. Bone Miner. Res.* 26 (12), dez. 2011, pp. 2843-50.

Brock K. E., Berry G., Brinton L. A. *et al.*, "Sexual, reproductive and contraceptive risk factors for carcinoma-in-situ of the uterine cervix in Sidney", *Med. J. Aust.* 150 (3), 6 fev. 1989, pp. 125-30.

Choi K. S., "The effects of teacher expectancy and self-expectancy on performance", *Shinrigaku Kenkyu* 58 (3), ago. 1987, pp. 181-5.

Cutt H., Giles-Corti B., Knuiman M., Burke V., "Dog ownership, health and physical activity: a critical review of the literature", *Health Place* 13 (1), mar. 2007, pp. 261-72.

Freudenheim J. L., Marshall J. R., Vena J. E. *et al.*, "Lactation history and breast cancer risk", *Am. J. Epidemiol.* 146 (11), 1 dez. 1997, pp. 932-8.

Ho A. J., Raji C. A., Saharan P., Alzheimer's Disease Neuroimaging Initiative *et al.*, "Hippocampal volume is related to body mass index in Alzheimer's disease", *Neuroreport* 22 (1), 5 jan. 2011, pp. 10-4.

Kaur B., Chiocca E. A., Cripe T. P., "Oncolytic HSV-1 virotherapy: clinical experience and opportunities for progress", *Curr. Pharm. Biotechnol.* 13 (9), jul. 2012, pp. 1842-51.

Kraft T. L., Pressman S. D., "Grin and bear it: the influence of manipulated facial expression on the stress response", *Psychol. Sci.* 23 (11), 2012, pp. 1372-8.

Pace T. W., Negi L. T., Adame D. D. *et al.*, "Effect of compassion meditation on neuroendocrine, innate immune and behavioural responses to psychosocial stress", *Psychoneuroendocrinology* 34 (1), jan. 2009, pp. 87-98.

Paul-Labrador M., Polk D., Dwyer J. H. *et al.*, "Effects of a randomized controlled trial of transcendental meditation on components of the metabolic syndrome in subjects with coronary heart disease", *Arch. Intern. Med.* 166 (11), 12 jun. 2006, pp. 1218-24.

Presl J., "Pregnancy and breast feeding decreases the risk of ovarian carcinoma, *Cesk Gynekol.* 46 (7), ago. 1981, pp. 541-4.

Radon K., Schulze A., Nowak D., "Inverse association between farm animal contact and respiratory allergies in adulthood: protection, underreporting or selection?", *Allergy* 61 (4), abr. 2006, pp. 443-6.

Rainforth M. V., Schneider R. H., Nidich S. I. *et al.*, "Stress reduction programs in patients with elevated blood pressure: a systematic review and meta-analysis", *Curr. Hypertens. Rep.* 9 (6), dez. 2007, pp. 520-8.

Raji C., Lipton R., "Eating fish reduces risk of Alzheimer's disease", *Radiological Society of North America Annual Meeting*, 30 nov. 2011.

Schneider R., Nidich S., Kotchen J. M. *et al.*, "Effects of stress reduction on clinical events in heart disease: a randomized controlled trial", *Circulation* 120, 2009, S461.

Schneider R. H., Walton K. G., Salerno J. W., Nidich S. I., "Cardiovascular disease prevention and health promotion with the transcendental meditation program and Maharishi consciousness-based health care", *Ethn. Dis.* 16 (3) Supl. 4, verão 2006, S4-15-26.

Weinstein R. S., Marshall H. H., Sharp L., Botkin M., "Pygmalion and the student: age and classroom differences in children's awareness of teacher expectations", *Child Dev.* 58 (4), ago. 1987, pp. 1079-93.

Xu X., Aron A., Brown L. *et al.*, "Reward and motivation systems: a brain mapping study of early-stage intense romantic love in Chinese participants", *Hum. Brain Mapp.* 32 (2), fev. 2011, pp. 249-57.

Capítulo 10. Magnetismo, clarividência, curas misteriosas...

Adachi N., Adachi T., Kimura M. *et al.*, "Dermographic and psychological features of déjà vu experiences in a nonclinical Japanese population", *J. Nerv. Ment. Dis.* 191 (4), abr. 2003, pp. 242-7.

Adachi N., Adachi T., Takekawa Y. *et al.*, "Déjà vu experiences in patients with schizophrenia", *Compr. Psychiatry* 47 (5), set.-out. 2006, pp. 389-93.

Ahmad F., Quinn T. J., Dawson J., Walters M., "A link between lunar phase and medically unexplained stroke symptoms: an unearthly influence?", *J. Psychosom.* 65 (2), ago. 2008, pp. 131-3.

Bayes H. K., Weir C. J., O'Leary C., "Timing of birth and risk of multiple sclerosis in the Scottish population", *Eur. Neurol.* 63 (1), 2010, pp. 36-40.

Brown, A. S., "A review of déjà vu experience", *Psychol. Bull.* 129 (3), maio 2003, pp. 394-413.

Chi R. P., Snyder A. W., "Brain stimulation enables the solution of an inherently difficult problem", *Neurosci. Lett.* 515 (2), 2 maio 2002, pp. 121-4.

Chi R. P., Fregni F., Snyder A. W., "Visual memory improved by non-invasive brain stimulation", *Brain Res.* 1353, 24 set. 2010, pp. 168-75.

Cleary A. M., Brown A. S., Sawyer B. D. *et al.*, "Familiarity from the configuration of objects in 3-dimentional space and its relation to déjà vu: a virtual reality investigation", *Conscious. Cogn.* 21 (2), jun. 2012, pp. 969-75.

Cleary A. M., Ryals A. J., Nomi J. S., "Can déjà vu result from similarity to a prior experience? Support for the similarity hypothesis of déjà vu", *Psychon. Bull. Rev.* 16 (6), dez. 2009, pp. 1082-8.

Crumbaugh J. C., Stockhilm E., "Validation of graphoanalysis by 'global' or 'holistic' method", *Percept. Mot. Skills* 44 (2), abr. 1977, pp. 403-10.

Dalen J., Smith B. W., Chelley B. M. *et al.*, "Pilot study: Mindful Eating And Living (MEAL): weight, eating behaviour, and psychological outcomes associated with a mindfulness-based intervention for people with obesity", *Complement. Ther. Med.* 18 (6), dez. 2010, pp. 260-4.

Disanto G., Handel A. E., Para A. E. *et al.*, "Season of birth and anorexia nervosa", *Br. J. Psychiatry* 198 (5), 17 maio 2011, pp. 404-5.

Fee E., Brown, T. M., "The unfulfilled promise of public health: déjà vu all over again", *Health Aff. (Millwood)* 21 (6), nov.-dez. 2002, pp. 31-43.

Hadlaczky G., Westerlund J., "Sensitivity to coincidences and paranormal belief", *Percept. Mot. Skills* 113 (3), dez. 2011, pp. 894-908.

Hardy S. E., Perera S., Roumani Y. F. *et al.*, "Improvement in usual gait speed predicts better survival in older adults", *J. Am. Geriatr. Soc.* 55 (11), nov. 2007, pp. 1727-34.

Huber S., Fieder M., "Perinatal winter conditions affect later reproductive performance in Romanian women: intra- and intergenerational effects", *Am. J. Hum. Biol.* 23 (4), jul.-ago. 2011, pp. 546-52.

Huber S., Fieder M., "Strong association between birth month and reproductive performance of Vietnamese women", *Am. J. Hum. Biol.* 21 (1), jan.-fev. 2009, pp. 25-35.

Hurley, D., "Growing list of positive effects of nicotine seen in neurodegenerative disorders", *Neurology Today* 12 (2), 19 jan. 2012, pp. 37-8.

Lynn S. J., Kirsch I., Barabasz A. *et al.*, "Hypnosis as an empirically supported clinical intervention: the state of the evidence and a look to the future", *Int. J. Clin. Exp. Hypn.* 48 (2), abr. 2000, pp. 239-59.

Molaee Giovarchin Ghalae H., Zare S., Choopanloo M., Rahimian R., "The lunar cycle: effects of full moon on renal colic", *Urol. J.* 8 (2), primav. 2011, pp. 137-40.

Morrow R. L., Garland E. J., Wright J. M. *et al.*, "Influence of relative age on diagnosis and treatment of attention-deficit/ hyperactivity disorder in children", *CMAJ* 184 (7), 17 abr. 2012, pp. 755-62.

Mouly S., Mahé I., Champion K. *et al.*, "Graphology for the diagnosis of suicide attempts: a blind proof of principle controlled study", *Int. J. Clin. Pract.* 61 (3), mar. 2007, pp. 411-5.

Newrick P. G., Affie E., Corrall R. J., "Relationship between longevity and lifeline: a manual study of 100 patients", *J. R. Soc. Med.* 83 (8), ago. 1990, pp. 499-501.

Nilsson L., Björksten B., Hattevig G. *et al.*, "Season of birth as predictor of atopic manifestations", *Arch. Dis. Child.* 76 (4), abr. 1997, pp. 341-4.

Phillips D. P., Van Voorhees C. A., Ruth T. E., "The birthday: lifeline or deadline?", *Psychosom. Med.* 54 (5), set.-out. 1992, pp. 532-42.

Quick M., O'Leary K., Tanner C. M., "Nicotine and Parkinson's disease: implications for therapy", *Mov. Disord.* 23 (12), 15 set. 2008, pp. 1641-52.

Rieger G., Savin-Williams R. C., "The eyes have it: sex and sexual orientation differences in pupil dilatation patterns", *PLoS One* 7 (8), 2012, e40256. [[ok]]

Roman E. M., Soriano G., Fuentes M. *et al.*, "The influence of the full moon on the number of admissions related to gastrointestinal bleeding", *Int. J. Nurs. Pract.* 10 (6), dez. 2004, pp. 292-6.

Ross G. W., Petrovitch H., "Current evidence for neuroprotective effects of nicotine and caffeine against Parkinson's disease", *Drugs Aging* 18 (11), 2011, pp. 797-806.

Schaller M., Miller G. E., Gervais W. M. *et al.*, "Mere visual perception of other people's disease symptoms facilitates a more aggressive immune response", *Psychol. Sci.* 21 (5), maio 2010, pp. 649-52.

Sheldrake R., Smart P., "Testing for telepathy in connection with e-mails", *Percept. Mot. Skills* 101 (3), dez. 2005, pp. 771-86.

Silverstein R. G., Brown A. C., Roth H. D., Britton W. B., "Effects of mindfulness training on body awareness to sexual stimuli: implications for female sexual dysfunction", *Psychosom. Med.* 73 (9), nov.-dez. 2011, pp. 817-25.

Sorensen H. T., Pedersen L., Norgard B. *et al.*, "Does month of birth affect risk of Crohn's disease in childhood and adolescence?", *BMJ* 323 (7318), 20 out. 2001, p. 907.

Snyder A., Bahramali H., Hawker T., Mitchell D. J., "Savant-like numerosity skills revealed in normal people by magnetic pulses", *Perception* 35 (6), 2006, pp. 837-45.

Toulorge D., Guerreiro S., Hild A. *et al.*, "Neuroprotection of midbrain dopamine neurons by nicotine is gated by cytoplasmic Ca2+", *FASEBJ* 25 (8), ago. 2011, pp. 2563-73.

Van Ranst M., Joossens M., Joossens S. *et al.*, "Crohn's disease and month of birth", *Inflamm. Bowel Dis.* 11 (6), jun. 2005, pp. 597-9.

Willer C. J., Dyment D. A., Sadovnick A. D., Canadian Collaborative Study Group *et al.*, "Timing of birth and risk of multiple sclerosis: population based study", *BMJ* 330 (7483), 15 jan. 2005, p. 120.

Woodard F. J., "A phenomenological study of spontaneous spiritual and paranormal experiences in a 21st-century sample of normal people", *Psychol. Rep.* 110 (1), fev. 2012, pp. 73-132.

Epílogo

Constanzo J. P., Lee R. E. Jr., Lortz P. H., "Glucose concentration regulates freeze tolerance in the wood frog *Rana sylvatica*", *J. Exp. Biol.* 181, ago. 1993, pp. 245-55.

Ferreira L. M., Mostajo-Radji M. A., "How induced pluripotent stem cells are redefining personalized medicine", *Gene.*, 4 mar. 2013. Department of Stem Cell and Regenerative Biology, Harvard University, Cambridge, MA (USA).

Ieda M., "Heart regeneration using reprogramming technology", *Proc. Jpn. Acad. Ser. B. Phys. Biol. Sci.* 89 (3), 2013, pp. 118-28.

Kao L. S., Boone D., Mason R. J. *et al.*, "Antibiotics *vs* appendectomy for uncomplicated acute appendicitis", *J. Am. Coll. Surg.* 216 (3), mar. 2013, pp. 501-5.

Munro D., Blier P. U., "The extreme longevity of *Arctica islandica* is associated with increased peroxidation resistance in mitochondrial membranes", *Aging Cell* 11 (5), out. 2012, pp. 845-55.

Sullivan K. J., Storey K. B., "Environmental stress responsive expression of the gene li16 in *Rana sylvatica*, the freeze tolerant wood frog", *Cryobiology* 64 (3), jun. 2012, pp. 192-200.

Ungvari Z., Ridgway I., Philipp E. E. *et al.*, "Extreme longevity is associated with increased resistance to oxidative stress in *Arctica islandica*, the longest-living non-colonial animal", *J. Gerontol. A. Biol. Sci. Med. Sci.* 66 (7), jul. 2011, pp. 741-50.

Zhang J., Storey K. B., "Cell cycle regulation in the freeze tolerant wood frog, *Rana sylvatica*", *Cell Cycle* 11 (9), 1 maio 2012, pp. 1727-42.

AGRADECIMENTOS

Por seus pareceres especializados, pelos conselhos judiciosos e principalmente por sua amizade, que me acompanhou durante a longa redação desta obra:

Professor Michel Aubier
Professor Frédéric Baud
Senhora Caroline Bee
Professor Patrick Berche
Senhora Lise Boëll, minha editora
Professor Fabrice Bonnet
Professor François Bricaire
Senhor Richard Ducousset
Doutor Gérald Fain
Professor Gérard Friedlander
Professor Serge Hercberg
Professor Michel Lejoyeux
Professor Jean François Narbone
Professor François Olivenne
Senhor Antonin Saldmann
Senhora Marie Saldmann
Doutor Olivier Spatzierer
Senhor Bernard Werber